SUMARIO

Capítulo 1: Introdução à culinária saudável

No Capítulo 1, exploraremos os fundamentos da alimentação saudável. Comer uma dieta equilibrada é essencial para manter uma boa saúde e promover o bem-estar geral. Aqui estão alguns princípios básicos a serem considerados:

- Coma uma variedade de alimentos:

  Uma dieta saudável é baseada em comer uma grande variedade de alimentos. Isso garante a ingestão adequada de nutrientes essenciais, como vitaminas, minerais, proteínas, carboidratos e gorduras. Opte por uma paleta colorida de frutas, vegetais, grãos integrais, legumes, proteínas magras e laticínios com baixo teor de gordura. Incluir diferentes alimentos em sua dieta ajuda a obter uma ampla gama de nutrientes essenciais.

- Concentre-se em alimentos não processados:

  Alimentos não processados, como frutas e vegetais frescos, grãos integrais, legumes, nozes e sementes, são a base de uma dieta saudável. Eles são ricos em vitaminas, minerais, fibras e antioxidantes. Evite alimentos processados e pré-embalados, tanto quanto possível, que muitas vezes contêm aditivos, conservantes, açúcares adicionados e gorduras saturadas.

- O controle da parcela:

  É importante observar as porções que você consome. Mesmo alimentos saudáveis podem contribuir para um desequilíbrio se as porções forem muito grandes. Aprenda a reconhecer as porções recomendadas para cada grupo de alimentos e tente cumpri-las. Além disso, ouça os sinais do seu corpo para determinar quando está cheio, para não comer demais.

- Limite os açúcares adicionados:

Açúcares adicionados são encontrados em muitos alimentos processados, incluindo refrigerantes, sobremesas, confeitos e assados. O consumo excessivo de açúcar pode levar a vários problemas de saúde, como obesidade, diabetes tipo 2 e doenças cardíacas. Tente reduzir a ingestão de açúcar optando por alternativas naturais, como frutas frescas e limitando os alimentos ricos em açúcar.

- Consumir gorduras saudáveis:

Nem todas as gorduras são insalubres. Gorduras saudáveis, como os ácidos graxos monoinsaturados e poliinsaturados encontrados em abacates, nozes, sementes e óleos vegetais, são importantes para o bom funcionamento do corpo. Eles ajudam a manter a pele saudável, absorvem vitaminas lipossolúveis e apoiam a saúde do coração. No entanto, é importante consumir essas gorduras com moderação, pois são calóricas.

- Hidratação adequada:

A água é essencial para o nosso corpo e desempenha um papel crucial em muitas funções fisiológicas. Certifique-se de beber bastante água ao longo do dia para se manter hidratado. Evite bebidas açucaradas e refrigerantes, pois podem adicionar calorias vazias e promover a desidratação.

- Evite sal em excesso:

A ingestão excessiva de sal pode contribuir para a hipertensão arterial e aumentar o risco de doenças cardiovasculares. Limite a ingestão de sal evitando alimentos processados com alto teor de sódio e usando especiarias, ervas e suco de limão para temperar seus pratos.

- Pratique a moderação:

Uma alimentação saudável não significa privar-se de todos os prazeres. Moderação é a chave. Não há problema em consumir alimentos menos saudáveis de vez em quando, desde que seja casual e o restante de sua dieta seja balanceado. Aprenda a ouvir seu corpo e dê a si mesmo esses pequenos prazeres de maneira razoável.

Ao adotar esses princípios básicos de alimentação saudável, você pode melhorar seu bem-estar geral e reduzir o risco de desenvolver problemas de saúde relacionados à dieta. Lembre-se que cada pessoa é única e é importante adaptar estes princípios às suas necessidades individuais, tendo em conta as suas preferências, alergias alimentares e objetivos de saúde.

É importante destacar os muitos benefícios de uma dieta balanceada. Comer uma dieta saudável e equilibrada pode ter um impacto significativo no seu bem-estar geral. Aqui estão alguns dos principais benefícios:

- Manter um peso saudável:

Uma dieta equilibrada ajuda a manter um peso saudável. Ao focar em alimentos nutritivos e controlar as porções, você pode evitar o excesso de calorias que pode levar ao ganho de peso. Alimentos ricos em fibras, como frutas, vegetais e grãos integrais, fazem você se sentir mais cheio por mais tempo, o que pode ajudá-lo a controlar seu apetite e manter um peso estável.

- Melhoria da saúde do coração:

Uma dieta balanceada pode contribuir para a saúde do coração, reduzindo fatores de risco como pressão alta, colesterol alto e obesidade. Ao focar em gorduras saudáveis, como os ácidos graxos monoinsaturados e poliinsaturados encontrados em abacates, nozes e óleos vegetais, você pode reduzir o risco de doenças cardiovasculares. Além disso, ao limitar a ingestão de sal e alimentos processados com alto teor de sódio, você pode proteger seu coração e manter a pressão sanguínea saudável.

- Fortalecimento do sistema imunológico:

Uma dieta balanceada pode fortalecer seu sistema imunológico, o que ajuda a combater infecções e doenças. Alimentos ricos em vitaminas e minerais, como frutas e vegetais frescos, frutas cítricas, bagas e vegetais verdes folhosos, fornecem antioxidantes essenciais que protegem as células contra os danos causados pelos radicais livres. Proteínas magras, legumes e laticínios com baixo teor de gordura também auxiliam na função imunológica ideal.

- Melhora da saúde digestiva:

Uma dieta balanceada rica em fibras dietéticas promove uma digestão saudável. A fibra ajuda a prevenir a constipação, promove a função intestinal saudável e mantém a flora intestinal saudável. Legumes, frutas, grãos integrais e legumes são boas fontes de fibras. Ao incluir esses alimentos em sua dieta, você pode apoiar a digestão ideal e prevenir problemas gastrointestinais.

- Aumento de energia e vitalidade:

Uma dieta equilibrada fornece os nutrientes necessários para manter um nível de energia estável ao longo do dia. Os carboidratos complexos encontrados nos grãos integrais fornecem uma fonte de energia de liberação lenta, enquanto proteínas magras e gorduras saudáveis também contribuem para saciedade e energia. Ao evitar flutuações de açúcar no sangue causadas por alimentos processados com alto teor de açúcar, você pode manter uma energia consistente e evitar a fadiga.

- Melhoria da saúde mental:

  Uma dieta equilibrada também pode ter um impacto positivo na sua saúde mental. Estudos demonstraram que certos nutrientes, como os ácidos graxos ômega-3 encontrados em peixes oleosos, nozes e sementes, podem ter efeitos de aumento do humor e reduzir o risco de depressão. Além disso, uma dieta saudável pode ajudar a prevenir deficiências nutricionais que podem afetar a saúde mental.

- Risco reduzido de doenças crônicas:

  Uma dieta balanceada é uma maneira poderosa de reduzir o risco de doenças crônicas, como diabetes tipo 2, doenças cardíacas e certos tipos de câncer. Ao evitar alimentos processados ricos em açúcares adicionados, gorduras saturadas e sódio, você pode proteger sua saúde a longo prazo.

Ao comer uma dieta equilibrada, você pode colher esses muitos benefícios para a saúde. A chave é fazer escolhas alimentares conscientes, favorecer alimentos não processados e ricos em nutrientes e controlar as porções. Uma dieta saudável não é apenas benéfica para o seu corpo, mas também para a sua mente, sua energia e seu bem-estar geral.

Salada de quinoa fresca com legumes coloridos

Ingredientes:

- 1 xícara de quinua
- 2 xícaras de água
- 1 pepino, finamente picado
- 1 pimentão vermelho, finamente picado
- 1 pimentão amarelo, em cubos pequenos
- 1 cenoura ralada
- 1 cebola roxa, finamente picada
- ½ xícara de salsa fresca, picada
- Sumo de 2 limões
- 3 colheres de sopa de azeite extra virgem
- Sal e pimenta a gosto

Instruções:

1. Lave a quinoa em água fria para remover o amargor. Escorra.

2. Em uma panela, leve a água para ferver. Adicione a quinoa e reduza o fogo para baixo. Tampe e cozinhe por cerca de 15 minutos, até que a quinoa esteja cozida e os brotos soltos.

3. Retire a quinoa do fogo e deixe esfriar em temperatura ambiente.

4. Enquanto isso, prepare os legumes. Em uma tigela grande, misture o pepino, o pimentão, a cenoura ralada, a cebola roxa e a salsa fresca.

5. Em uma tigela pequena, misture o suco de limão, azeite, sal e pimenta para preparar o molho.

6. Adicione a quinoa resfriada à mistura de vegetais e misture delicadamente.

7. Despeje o molho sobre a salada e misture bem para cobrir todos os ingredientes.

8. Prove e ajuste o tempero de sua preferência.

9. Deixe a salada descansar na geladeira por pelo menos uma hora antes de servir para permitir que os sabores se misturem.

Esta salada fresca de quinoa com legumes coloridos é perfeita como prato principal leve ou como acompanhamento das suas refeições. É rico em nutrientes, fibras e sabores deliciosos. Aproveitar!

Capítulo 2: Café da manhã nutritivo

Smoothies energizantes, que são uma ótima opção para começar o dia ou para um lanche revigorante. Smoothies não são apenas deliciosos, mas também oferecem uma variedade de benefícios para a saúde. Veja por que smoothies energizantes são uma escolha inteligente:

- Forneça uma dose de nutrientes:

  Os power smoothies podem ser feitos com uma variedade de ingredientes saudáveis, como frutas frescas, vegetais verdes, sementes e proteínas. Esses ingredientes são ricos em vitaminas, minerais, antioxidantes e fibras, tornando-os uma excelente fonte de nutrientes essenciais para o corpo. Ao adicionar verduras como espinafre ou couve, você pode obter uma dose extra de vitaminas e minerais, mantendo o smoothie rico em fibras e baixo em calorias.

- Fornecer energia sustentável:

  Smoothies energéticos contêm ingredientes que fornecem energia duradoura ao longo do dia. A fruta fornece hidratos de carbono naturais que são rapidamente absorvidos pelo corpo para uma energia instantânea, enquanto as sementes, nozes ou proteínas em pó adicionam um componente mais duradouro à energia fornecida. Por exemplo, adicionando sementes de chia que são ricas em fibras e ácidos graxos ômega-3, você pode prolongar a liberação de energia e manter a sensação de saciedade por mais tempo.

- Promova a hidratação:

Smoothies energizantes são uma ótima maneira de se manter hidratado, especialmente se você estiver usando frutas com alto teor de água, como melancia ou melão. Ao adicionar também vegetais hidratantes como pepino, você aumenta o teor de água do smoothie. A hidratação é essencial para manter as funções corporais ideais e promover uma pele saudável.

- Promover a digestão:

Smoothies energéticos, quando feitos com ingredientes ricos em fibras, promovem uma digestão saudável. A fibra dietética ajuda a regular o trânsito intestinal, prevenir a constipação e promover uma flora intestinal saudável. Frutas, legumes, sementes de linhaça e legumes são boas fontes de fibra para incorporar em seus smoothies.

- São versáteis e personalizáveis:

Os power smoothies são extremamente versáteis e podem ser personalizados para atender às suas preferências e necessidades nutricionais. Você pode escolher entre uma variedade de ingredientes, como frutas frescas ou congeladas, vegetais verdes, iogurte grego, leite vegetal ou sucos naturais. Você também pode adicionar superalimentos como maca em pó, spirulina ou bagas de goji para um aumento extra de energia.

- Promover saciedade e controle de peso:

Smoothies energizantes podem ser um aliado valioso para o controle de peso. Eles geralmente são mais volumosos do que os alimentos sólidos, o que pode ajudá-lo a se sentir satisfeito por mais tempo. A fibra nos ingredientes do smoothie também ajuda na saciedade. Ao optar por smoothies caseiros, você tem controle total sobre os ingredientes e pode evitar a adição de açúcar e ingredientes processados que costumam ser encontrados em smoothies comerciais.

Para preparar um batido energizante, comece por escolher os seus ingredientes preferidos. Você pode combinar frutas como frutas vermelhas, bananas, mangas ou frutas cítricas com vegetais verdes, como espinafre ou couve. Em seguida, adicione uma fonte de proteína como iogurte grego, sementes de chia ou proteína em pó. Por fim, você pode adicionar líquidos, como leite de amêndoa, leite de coco ou água de coco, para obter a consistência desejada.

Smoothies energéticos oferecem uma infinidade de benefícios para a saúde. Eles fornecem nutrientes essenciais, energia duradoura, auxiliam na hidratação e digestão e podem ser personalizados de acordo com suas preferências. Ao adicionar smoothies energizantes à sua dieta, você pode desfrutar de uma opção deliciosa e saudável para impulsionar o seu dia e apoiá-lo na busca por uma vida saudável e equilibrada.

Papas de aveia integrais, uma opção nutritiva e satisfatória para começar o dia. Os mingaus integrais são uma ótima maneira de incorporar grãos nutritivos à sua dieta, proporcionando uma variedade de benefícios à saúde. Veja por que os mingaus integrais são uma escolha inteligente:

- Fonte de nutrientes essenciais:

  Os mingaus integrais, como aveia, quinoa, trigo sarraceno ou painço, são ricos em nutrientes essenciais, como fibras, vitaminas do complexo B, ferro e minerais. A fibra encontrada nos grãos integrais contribui para a saciedade, ajuda a regular o açúcar no sangue e promove uma digestão saudável. As vitaminas B são importantes para o metabolismo energético e para o sistema nervoso, enquanto o ferro é essencial para a produção de glóbulos vermelhos e o transporte de oxigênio no corpo.

- Fornecer energia sustentável:

As papas de cereais integrais são uma excelente fonte de energia duradoura graças ao seu conteúdo de hidratos de carbono complexos. Esses carboidratos são digeridos mais lentamente pelo corpo, o que permite que a energia seja liberada com mais regularidade e mantém a sensação de saciedade por mais tempo. Isso é especialmente benéfico para evitar quedas de energia no meio da manhã e apoiar o desempenho mental e físico máximo.

- Promover a saúde digestiva:

Os grãos integrais usados nos mingaus são ricos em fibras dietéticas, que promovem uma digestão saudável. A fibra ajuda a prevenir a constipação, regular o movimento intestinal e alimentar as boas bactérias em seu microbioma intestinal. Isso ajuda a manter um sistema digestivo saudável e promove uma melhor absorção de nutrientes.

- São personalizáveis e versáteis:

Os mingaus integrais podem ser feitos ao seu gosto e podem ser personalizados com uma variedade de ingredientes deliciosos e saudáveis. Você pode adicionar frutas frescas ou secas, nozes, sementes, especiarias e até superalimentos como goji berries ou cacau em pó para aumentar o valor nutricional e adicionar um sabor interessante. Isso ajuda a diversificar sabores e texturas, tornando cada tigela de mingau única e deliciosa.

- Contribuir para o controle de peso:

Os mingaus integrais também podem ser benéficos para o controle de peso. Com seu alto teor de fibras e capacidade de fornecer energia duradoura, eles podem ajudar a reduzir os desejos e mantê-lo saciado por mais tempo.

Pode ajudá-lo a controlar o apetite e evitar o excesso de calorias.

Para fazer mingau de grãos integrais, comece escolhendo seu grão favorito, como aveia, quinoa ou trigo sarraceno. Em seguida, adicione o líquido de sua escolha, como leite de amêndoa, leite de coco ou água, e cozinhe a mistura até que os grãos estejam macios e cremosos. Em seguida, personalize seu mingau adicionando frutas, nozes, sementes e especiarias ao seu gosto.

Os mingaus integrais oferecem uma opção saudável, saborosa e nutritiva para começar bem o dia. Eles fornecem nutrientes essenciais, energia duradoura, auxiliam na digestão saudável e podem ser personalizados de acordo com suas preferências. Ao incorporar mingaus integrais em sua dieta, você pode colher os benefícios para a saúde e desfrutar de um delicioso café da manhã que o sustentará ao longo do dia.

Opções de café da manhã sem glúten, ideais para pessoas com doença celíaca ou sensibilidade ao glúten. O glúten é uma proteína encontrada em muitos grãos, como trigo, cevada e centeio, e pode causar problemas de saúde em algumas pessoas. Aqui estão algumas deliciosas opções de café da manhã sem glúten para começar bem o dia:

- Mingau de Quinua:
  Quinoa é um grão sem glúten rico em proteínas e fibras. Para fazer o mingau de quinoa, cozinhe a quinoa em leite vegetal ou água até ficar macio e cremoso. Adicione suas frutas, nozes, sementes e especiarias favoritas, como canela ou baunilha, para um sabor delicioso.

- Tigela de smoothie:

  As tigelas de smoothie são uma ótima opção sem glúten e fáceis de personalizar ao seu gosto. Use frutas frescas ou congeladas, leite vegetal, vegetais verdes como espinafre ou couve e adicione superalimentos como sementes de chia, sementes de linho ou maca em pó. Cubra sua tigela de smoothie com nozes, frutas e flocos de coco para dar um toque crocante.

- Panquecas de batata :

Se você gosta de café da manhã saboroso, batatas fritas sem glúten são uma opção deliciosa. Rale as batatas e misture com ovos, ervas frescas e especiarias. Cozinhe os hambúrgueres em uma frigideira até ficarem crocantes e dourados. Acompanhe-os com um molho à base de iogurte grego e ervas aromáticas para dar ainda mais sabor.

- Pão sem glúten:

Existem muitas receitas de pão sem glúten feitas com farinhas alternativas, como farinha de arroz, farinha de trigo sarraceno ou farinha de amêndoa. Você pode assar seu próprio pão sem glúten em casa ou comprar pão sem glúten em lojas especializadas. Barre com manteiga de amêndoa, geleia sem adição de açúcar ou abacate para um saboroso café da manhã.

- Panquecas de farinha de côco:

A farinha de coco é uma ótima alternativa sem glúten para receitas de panquecas. Misture farinha de coco, ovos, leite vegetal e extrato de baunilha para criar uma massa de panqueca leve e saborosa. Cozinhe as panquecas em uma frigideira antiaderente e cubra com frutas frescas, xarope de bordo ou iogurte.

- Muesli sem glúten:

O muesli sem glúten é uma opção saudável e conveniente para as manhãs agitadas. Misture flocos de quinoa, arroz ou trigo sarraceno com nozes, sementes, frutas secas e especiarias. Sirva com leite vegetal ou iogurte para um café da manhã rápido e nutritivo.

É importante observar que, ao preparar seu café da manhã sem glúten, é essencial verificar se todos os ingredientes utilizados são certificados como isentos de glúten, pois pode ocorrer contaminação cruzada. Também é recomendável que você consulte um profissional de saúde ou nutricionista para garantir que sua dieta sem glúten seja balanceada e atenda às suas necessidades nutricionais.

As opções de café da manhã sem glúten são variadas e deliciosas. De mingaus de quinoa a tigelas de smoothie e batatas fritas, há muitas alternativas sem glúten para todos os paladares. Ao explorar essas opções, você pode começar o dia com uma refeição saudável, energizante e sem glúten que o ajudará a se sentir bem o dia todo.

Panquecas de farinha de côco

Ingredientes:

- 1/2 xícara de farinha de coco
- 4 ovos
- 1/4 xícara de leite de coco
- 2 colheres de sopa de maple syrup ou mel
- 1/2 colher de chá de fermento em pó
- 1/2 colher de chá de extrato de baunilha
- Uma pitada de sal
- Óleo de coco (para cozinhar)

Instruções:

1. Em uma tigela grande, misture a farinha de coco, o fermento e o sal.

2. Em outra tigela, bata os ovos até misturar bem. Em seguida, adicione o leite de coco, xarope de bordo (ou mel) e extrato de baunilha. Misture bem.

3. Despeje a mistura líquida na tigela que contém a farinha de coco. Misture até obter uma pasta lisa e homogênea.

4. Deixe a massa descansar por alguns minutos para que a farinha de coco absorva a umidade.

5. Enquanto isso, aqueça uma frigideira antiaderente em fogo médio e adicione uma pequena quantidade de óleo de coco para untar a panela.

6. Despeje cerca de 1/4 xícara de massa de panqueca na frigideira quente. Espalhe levemente a massa com as costas de uma colher para obter um crepe do tamanho desejado.

7. Deixe a panqueca cozinhar por cerca de 2 minutos, até que pequenas bolhas se formem na superfície. Vire delicadamente com uma espátula e cozinhe por mais 1-2 minutos do outro lado.

8. Retire a panqueca da frigideira e repita os passos 6 e 7 com a massa restante.

9. Sirva panquecas quentes com suas coberturas favoritas, como frutas frescas, iogurte, xarope de bordo ou mel.

Estas panquecas de farinha de coco são leves, fofas e ligeiramente doces. Eles também são isentos de glúten e ricos em fibras. Você pode personalizá-los adicionando ingredientes como lascas de chocolate, nozes picadas ou especiarias como canela ou cardamomo. Desfrute destas deliciosas panquecas para um pequeno-almoço saudável e gourmet!

Capítulo 3: Saladas criativas

Saladas confeccionadas com legumes da época. As saladas são uma opção versátil e deliciosa para desfrutar das delícias dos vegetais frescos. Ao utilizar vegetais sazonais, pode não só desfrutar de ingredientes frescos e saborosos, como também beneficiar do seu máximo valor nutricional. Veja por que as saladas feitas com vegetais sazonais são uma escolha inteligente:

- Frescor e sabor ideais:

  Os vegetais sazonais são cultivados e colhidos quando estão no auge de seu frescor e sabor. Eles são colhidos quando maduros, o que significa que são mais ricos em nutrientes e têm melhor sabor. Ao escolher os vegetais da época para as suas saladas, pode desfrutar de ingredientes que estão no seu melhor, o que melhora a experiência gustativa e a qualidade nutricional da sua refeição.

- Valor nutricional máximo:

  Os vegetais da estação costumam ter mais nutrientes essenciais do que os cultivados fora da estação. A natureza é bem feita e os vegetais crescem e prosperam quando podem aproveitar ao máximo o solo, a luz do sol e as condições climáticas. Ao incluir vegetais sazonais nas suas saladas, aumenta a ingestão de vitaminas, minerais, antioxidantes e fibras, o que contribui para uma alimentação saudável e equilibrada.

- Variedade e diversidade:

  Os vegetais sazonais oferecem uma grande variedade e diversidade de sabores, texturas e cores. Você pode criar saladas coloridas e apetitosas usando vegetais como tomates suculentos, pepinos crocantes, pimentões doces, abobrinhas macias, cenouras crocantes e salada de folhas frescas. Ao variar os vegetais da estação, você adiciona diversidade à sua dieta e se beneficia de uma gama mais ampla de nutrientes.

- Adaptabilidade às preferências alimentares:

As saladas feitas com vegetais sazonais são adequadas para todas as dietas e preferências diferentes. Quer seja vegetariano, vegano, comedor de alimentos crus ou segue uma dieta sem glúten, pode personalizar facilmente as suas saladas de acordo com as suas necessidades e gostos. Adicione proteínas vegetais como legumes, tofu ou nozes para mais saciedade, ou incorpore grãos como quinoa ou arroz para uma salada mais forte.

- Facilidade e rapidez de preparo:

As saladas mistas são refeições rápidas e fáceis de preparar, tornando-as perfeitas para dias corridos ou refeições em movimento. Usando vegetais da estação, você pode preparar uma salada saudável e nutritiva em pouco tempo. Basta lavar, cortar e montar os legumes, e acrescentar um molho leve e saboroso. Você também pode preparar os ingredientes com antecedência para uma preparação ainda mais rápida.

Para criar uma salada mista com legumes da época, comece por escolher os seus legumes preferidos que estão disponíveis e frescos nessa altura do ano. Lave-os bem, corte-os em pedaços ou fatias e coloque-os em uma tigela. Adicione proteínas, grãos ou legumes e cubra com molho caseiro ou azeite e suco de limão.

Saladas feitas com vegetais sazonais oferecem uma infinidade de benefícios para a saúde. Eles são frescos, saborosos, ricos em nutrientes e adequados para uma variedade de preferências alimentares. Ao incorporar vegetais sazonais nas suas saladas, pode tirar partido da variedade e qualidade dos produtos locais, ao mesmo tempo que cria refeições saudáveis e saborosas. Por isso, não hesite em explorar os sabores e texturas dos legumes da época e delicie-se com saladas equilibradas e nutritivas.

Saladas com grãos e legumes. Essas saladas são uma opção nutritiva e deliciosa que combina as qualidades das leguminosas e dos grãos integrais. Eles oferecem uma combinação perfeita de proteínas vegetais, fibras, vitaminas e minerais. Veja por que as saladas de grãos e feijões são uma escolha inteligente para uma dieta saudável:

- Proteínas vegetais completas:

  As leguminosas, como grão-de-bico, feijão preto, lentilha e ervilha, são uma excelente fonte de proteína vegetal. Eles são ricos em aminoácidos essenciais, os blocos de construção das proteínas, e oferecem uma alternativa saudável às fontes de proteína animal. Ao combinar leguminosas com grãos, como quinoa, arroz integral ou trigo bulgur, você cria uma combinação completa de aminoácidos, criando uma refeição equilibrada e nutritiva.

- Fibras dietéticas benéficas:

  Leguminosas e grãos integrais são ricos em fibras dietéticas, o que ajuda a apoiar a digestão saudável e a sensação de saciedade. A fibra promove a função intestinal saudável, ajuda a regular o açúcar no sangue e ajuda a manter um peso saudável. Ao incluir saladas de grãos e leguminosas em sua dieta, você aumenta a ingestão de fibras, o que beneficia a saúde digestiva e geral.

- Nutrientes essenciais:

Legumes e grãos integrais são embalados com nutrientes essenciais, como ferro, magnésio, zinco, vitaminas do complexo B e antioxidantes. Esses nutrientes desempenham um papel fundamental em muitas funções corporais, incluindo produção de energia, saúde imunológica, saúde óssea e regulação do metabolismo. Saladas de grãos e leguminosas são uma ótima maneira de fornecer ao corpo uma variedade de nutrientes necessários para uma boa saúde.

- Versatilidade e criatividade culinária:

As saladas de grãos e leguminosas oferecem grande versatilidade em termos de ingredientes e sabores. Você pode adicionar uma variedade de vegetais frescos e crocantes, como pepino, tomate, pimentão, cenoura e espinafre, para adicionar cor e textura à sua salada. Ervas frescas, especiarias e molhos caseiros também podem ser usados para realçar os sabores.

- Prática e preparação com antecedência:

Saladas de grãos e feijões são ótimas para preparar e embalar para refeições para viagem ou almoços no trabalho. Você pode preparar uma grande quantidade de salada e guardá-la na geladeira por vários dias. Isso economiza seu tempo e garante que você tenha uma refeição saudável e balanceada pronta para ser consumida. Saladas de grãos e feijão também são perfeitas para piqueniques e almoços ao ar livre.

Para fazer uma salada de grãos e legumes, comece cozinhando os grãos e legumes conforme as instruções. Em seguida, misture-os com legumes frescos, ervas, especiarias e um vinagrete de sua escolha. Você também pode adicionar frutas secas, nozes ou sementes para textura e sabor extra.

Saladas de grãos e leguminosas são uma maneira deliciosa e nutritiva de incorporar proteínas vegetais, fibras e nutrientes essenciais em sua dieta. Eles oferecem uma variedade de sabores, versatilidade culinária e podem ser preparados com antecedência para máxima conveniência. Portanto, explore diferentes combinações de grãos, legumes e vegetais para criar saladas saborosas e fartas que irão satisfazer o seu paladar e ajudar no seu bem-estar geral.

Os molhos são um elemento essencial para realçar os sabores dos seus vegetais, grãos e legumes, acrescentando um toque de acidez e doçura. Aqui estão algumas ideias de molhos para salada saudáveis e deliciosos:

- Vinagrete balsâmico de mel:

  Misture uma colher de sopa de vinagre balsâmico com uma colher de chá de mel, uma colher de sopa de azeite extra virgem, uma pitada de sal e pimenta. Este molho equilibrado oferece uma combinação de doçura e acidez, perfeito para saladas de frutas e vegetais frescos.

- Vinagrete de limão e azeite:

  Esprema o suco de um limão fresco em uma tigela, adicione duas colheres de sopa de azeite extra virgem, um dente de alho picado, sal e pimenta. Misture bem e despeje sobre a salada. Este molho refrescante realçará os sabores naturais dos seus vegetais e legumes.

- Vinagrete de Laranja e Gengibre:

  No liquidificador, bata o suco de uma laranja, uma colher de sopa de azeite, uma colher de chá de gengibre ralado, uma colher de chá de mel, uma pitada de sal e pimenta. Bata até ficar homogêneo e despeje sobre a salada. Este vinagrete traz um toque cítrico e um leve toque picante aos seus pratos.

- Molho de iogurte grego e endro:

Em uma tigela, misture meia xícara de iogurte grego simples, uma colher de sopa de suco de limão, uma colher de sopa de endro fresco picado, uma pitada de sal e pimenta. Este vinagrete cremoso e perfumado é perfeito para acompanhar saladas crocantes de legumes ou saladas de batata.

- Óleo de gergelim e vinagrete de tamari:

Em uma jarra pequena, misture uma colher de sopa de óleo de gergelim, uma colher de sopa de molho de tamari (ou molho de soja com sal reduzido), uma colher de chá de vinagre de arroz, uma colher de chá de xarope de bordo e uma pitada de sementes de gergelim. Agite vigorosamente para combinar os sabores e despeje sobre a salada. Este vinagrete traz um toque asiático e umami aos seus pratos.

- Vinagre de Maçã e Vinagrete de Xarope de Bordo:

Em uma tigela, misture duas colheres de sopa de vinagre de cidra, uma colher de sopa de maple syrup, uma colher de sopa de mostarda Dijon, uma colher de sopa de azeite, sal e pimenta. Este molho doce e levemente picante é perfeito para saladas com vegetais verdes e nozes.

Dê asas à sua criatividade e não hesite em ajustar as quantidades dos ingredientes de acordo com as suas preferências de gosto. Você também pode adicionar ervas frescas, como hortelã, manjericão ou salsa, para adicionar um toque extra de frescor. Faça esses molhos com antecedência e guarde-os na geladeira para um molho de salada rápido e conveniente.

Molhos leves e saborosos são uma maneira simples e eficaz de melhorar o sabor de suas saladas, adicionando nutrientes benéficos. Experimente diferentes combinações de ingredientes para descobrir novos sabores e encontrar os que você mais gosta. Com estas ideias de molhos, poderá desfrutar de deliciosas e saudáveis saladas que irão deliciar o seu paladar e ajudá-lo a manter uma alimentação equilibrada.

Salada de lentilha de legumes

Ingredientes:

- 1 xícara de lentilhas verdes
- 2 1/2 xícaras de água
- 1 pimentão amarelo, em cubos
- 1 abobrinha, em cubos
- 1 cebola roxa, picada
- 1/2 xícara de tomate cereja, cortados ao meio
- 1/4 xícara de salsa fresca, picada
- Suco de um limão
- 2 colheres de sopa de azeite extra virgem
- Sal e pimenta a gosto

Instruções:

1. Lave as lentilhas em água fria.

2. Em uma panela, leve a água para ferver. Adicione as lentilhas e reduza o fogo para baixo. Cubra e cozinhe por cerca de 20-25 minutos, ou até que as lentilhas estejam macias, mas ainda ligeiramente firmes. Escorra as lentilhas e deixe esfriar.

3. Em uma tigela grande, misture as lentilhas cozidas, pimentão amarelo, abobrinha, cebola roxa, tomate cereja e salsa fresca.

4. Em uma tigela pequena, misture o suco de limão, o azeite, o sal e a pimenta.

5. Despeje o molho sobre a salada de lentilhas e misture bem para cobrir todos os ingredientes.

6. Leve à geladeira por pelo menos 30 minutos antes de servir, para permitir que os sabores se misturem.

Esta Salada de Lentilha Vegetal é uma excelente fonte de proteína vegetal, fibra e muitos nutrientes essenciais. As lentilhas são ricas em ferro, ácido fólico e antioxidantes, enquanto os vegetais adicionam vitaminas e minerais. É um prato nutritivo e saboroso que pode ser apreciado como acompanhamento ou como prato principal. Aproveite esta receita saudável e colorida!

Capítulo 4: Pratos Principais
Vegetais

Os legumes grelhados não são apenas saborosos, mas também uma opção saudável e nutritiva para acompanhar as refeições. Grelhar legumes realça seus sabores naturais, tornando-os macios por dentro e crocantes por fora, mantendo seus nutrientes essenciais. Veja por que os pratos de vegetais grelhados merecem um lugar de destaque em sua dieta:

- Rico em nutrientes:

  Os vegetais são uma excelente fonte de vitaminas, minerais e fibras. Quando você os grelha, eles retêm muitos de seus nutrientes essenciais. Legumes como pimentão, abobrinha, berinjela, tomate e cogumelos são especialmente deliciosos quando grelhados. Eles são ricos em vitaminas A, C, E, potássio, antioxidantes e fibras, que contribuem para uma boa saúde digestiva e um sistema imunológico fortalecido.

- Sabores intensos:

  Cozinhar os legumes na grelha confere-lhes um sabor irresistível a fumado e caramelizado. Os legumes grelhados desenvolvem deliciosos aromas que dão uma dimensão extra aos seus pratos. O calor da grelha traz à tona os açúcares naturais encontrados nos vegetais, resultando em uma textura levemente crocante por fora e macia por dentro.

- Versatilidade culinária:

  Os legumes grelhados oferecem uma grande versatilidade em termos de preparação e utilização. Você pode comê-los como acompanhamento, adicioná-los a saladas, incorporá-los em wraps ou sanduíches ou usá-los como ingrediente em pratos principais como massas, pizzas ou tacos. As possibilidades são infinitas, permitindo explorar diferentes combinações de sabores e criar refeições saudáveis e deliciosas.

- Baixo teor de gordura:

Ao grelhar legumes, você não precisa adicionar muita gordura. Você pode simplesmente pincelá-los com uma pequena quantidade de azeite, ervas, especiarias e sal para realçar o sabor. Em comparação com outros métodos de cozimento que requerem mais gordura, grelhar permite que você desfrute de pratos saborosos com baixo teor de gordura.

- Facilidade de preparo:

Pratos de vegetais grelhados também são apreciados pela simplicidade de preparo. Basta lavar e cortar os legumes, pincelar com azeite e temperos, depois grelhar até ficarem macios e levemente dourados. Com um grelhador exterior ou mesmo um grelhador interior, poderá desfrutar destes deliciosos pratos durante todo o ano.

Para preparar pratos de vegetais grelhados, você pode usar uma variedade de vegetais sazonais. Por exemplo, você pode marinar abobrinha, pimentão e cebola em um molho feito com azeite, vinagre balsâmico, alho e ervas, depois grelhe até ficar levemente macio. Você também pode preparar espetos de legumes alternando pedaços de legumes com cogumelos, tomate cereja e cubos de tofu ou tempeh.

Pratos de vegetais grelhados são uma maneira deliciosa de desfrutar de vegetais, mantendo seu valor nutricional. Oferecem sabores intensos, versatilidade culinária e fácil preparo. Experimente diferentes combinações de legumes e temperos para descobrir as suas preferências e desfrute destes pratos saudáveis e deliciosos durante todo o ano.

Os salteados de legumes são uma forma simples e saborosa de preparar vários legumes, salteando-os numa frigideira com um pouco de azeite e especiarias. Estes pratos oferecem uma explosão de sabores, uma textura estaladiça e uma paleta de cores vivas que irão deliciar o seu paladar e os seus olhos. Veja por que os salteados de vegetais coloridos merecem um lugar de destaque em sua dieta:

- Nutrientes essenciais:

  Os vegetais são uma ótima fonte de vitaminas, minerais e fibras, e os refogados de vegetais preservam esses nutrientes essenciais. Ao refogar os legumes rapidamente em fogo alto, eles retêm grande parte de suas qualidades nutricionais. Vegetais coloridos como pimentão vermelho, cenoura, abobrinha, brócolis e tomate são ricos em vitaminas A, C, K, antioxidantes e fibras. Eles promovem uma boa saúde digestiva, fortalecem o sistema imunológico e contribuem para uma tez radiante.

- Paleta de sabores:

  Batatas fritas coloridas com legumes oferecem uma grande variedade de sabores. Legumes fritos retêm sua crocância enquanto desenvolvem sabores ricos e deliciosos. Os pimentões vermelhos adicionam uma doçura doce, as cenouras fornecem uma leve doçura e crocância, a abobrinha fornece uma doçura sutil, enquanto o brócolis adiciona um leve amargor. Ao adicionar temperos e ervas como cominho, páprica, orégano ou manjericão, você pode personalizar os sabores de acordo com sua preferência.

- Facilidade e rapidez de preparo:

Os coloridos salteados de legumes são pratos rápidos e fáceis de preparar. Simplesmente lave, descasque e corte os legumes em pedaços de tamanhos semelhantes para garantir um cozimento uniforme. Pré-aqueça uma frigideira com um pouco de azeite ou óleo de coco em fogo médio-alto, adicione os legumes e refogue por alguns minutos até ficarem macios, mas ainda levemente crocantes. Você pode virá-los regularmente para cozinhar uniformemente. Em seguida, adicione suas especiarias e temperos favoritos para realçar os sabores.

- Versatilidade culinária:

Frituras coloridas de vegetais podem ser apreciadas sozinhas como um prato principal leve, ou podem acompanhar outros pratos como proteínas magras, grãos ou legumes para criar uma refeição mais completa. Você também pode incorporá-los em wraps, sanduíches, omeletes, quiches ou pratos de massa para adicionar uma dimensão extra de sabor e cor.

- Adaptabilidade a dietas:

Os salteados de vegetais coloridos são adequados para uma variedade de dietas, sejam elas vegetarianas, veganas, sem glúten ou sem leite. Você pode facilmente adaptar os ingredientes e temperos para atender às suas preferências e restrições alimentares.

As frigideiras coloridas de vegetais são uma opção saudável, deliciosa e versátil para adicionar mais vegetais à sua dieta. Eles oferecem uma grande variedade de nutrientes, sabores e texturas e podem ser preparados de forma rápida e fácil. Sinta-se à vontade para experimentar diferentes combinações de legumes e especiarias para criar salteados de legumes coloridos que irão deliciar o seu paladar e iluminar as suas refeições.

Macarrão e macarrão são alimentos versáteis e populares em muitas culturas ao redor do mundo, e combiná-los com vegetais frescos pode criar pratos saborosos e equilibrados. Veja por que macarrão e macarrão de vegetais merecem um lugar de destaque em sua dieta:

- Ingestão de nutrientes:

  Legumes adicionam uma dimensão nutritiva extra ao macarrão e macarrão. Eles são ricos em vitaminas, minerais e fibras e contribuem para uma dieta equilibrada. Legumes como pimentão, abobrinha, cenoura, cogumelos e espinafre fornecem uma variedade de nutrientes, como vitamina C, vitamina A, potássio e antioxidantes. Adicionar legumes aos seus pratos de macarrão e macarrão permite que você se beneficie de seu valor nutricional enquanto desfruta de uma refeição deliciosa.

- Várias cores e texturas:

  Os vegetais não apenas adicionam nutrientes, mas também cores vibrantes e texturas interessantes aos pratos de macarrão e macarrão. Pimentões vermelhos e amarelos trazem um toque de vermelho brilhante, cenouras adicionam um tom laranja, enquanto abobrinha e espinafre trazem um toque de cor verde. Além disso, os vegetais conferem uma textura crocante ou tenra, consoante o vegetal utilizado, o que confere uma dimensão agradável a cada dentada.

- Versatilidade culinária:

  Macarrão e macarrão de vegetais oferecem grande versatilidade em termos de preparo e combinações de ingredientes. Você pode prepará-los com diferentes variedades de macarrão ou macarrão, como macarrão de arroz, macarrão de trigo integral, espaguete de abobrinha (courgetti) ou macarrão de lentilha. Além disso, você pode combiná-los com uma variedade de vegetais de acordo com suas preferências e as estações do ano. Pode decorá-los com um molho leve à base de azeite, molho de soja, sumo de limão ou caldo de legumes, e guarnecer com sementes, ervas frescas ou queijo ralado a gosto.

- Facilidade de preparo:

Macarrão e macarrão de legumes são pratos rápidos e fáceis de preparar. A maioria dos vegetais requer lavagem simples, descascamento e corte, e macarrão ou macarrão podem ser cozidos de acordo com as instruções da embalagem. Legumes podem ser salteados rapidamente em uma panela com um pouco de azeite antes de misturar com macarrão ou macarrão cozido. Você também pode adicionar temperos, ervas ou molhos para realçar os sabores e criar variações interessantes.

- Opções amigas da dieta:

Macarrão e massas vegetais podem ser adaptados a várias dietas. Por exemplo, pessoas em uma dieta sem glúten podem optar por macarrão de arroz sem glúten ou macarrão feito de lentilhas ou grão de bico. Os veganos podem escolher molhos sem laticínios e usar vegetais sazonais para criar combinações saborosas. As opções são abundantes, permitindo que você atenda às suas preferências e necessidades dietéticas específicas.

Macarrão e macarrão com vegetais oferecem uma maneira deliciosa de adicionar vegetais nutritivos à sua dieta enquanto desfruta de um prato saboroso e satisfatório. As combinações de legumes, macarrão ou massa e temperos são infinitas, permitindo explorar novos sabores e texturas a cada refeição. Portanto, sinta-se à vontade para soltar a criatividade e saborear as delícias dos noodles e massas de legumes.

Salada de grão de bico e legumes assados

Ingredientes:

- 2 latas de grão-de-bico, escorrido e enxaguado
- 1 berinjela, em cubos
- 1 abobrinha, em cubos
- 1 pimentão vermelho, cortado em tiras
- 1 cebola roxa, picada
- 2 colheres de sopa de azeite
- Suco de 1 limão
- 2 colheres de vinagre balsâmico
- 1 dente de alho, picado
- Sal e pimenta a gosto
- Folhas de manjericão fresco para decorar

Instruções:

1. Pré-aqueça seu forno a 200°C.

2. Em uma saladeira grande, misture a berinjela em cubos, a abobrinha, as tiras de pimentão vermelho e a cebola roxa com o azeite. Tempere com sal e pimenta.

3. Disponha os legumes num tabuleiro forrado com papel vegetal e leve ao forno durante cerca de 25 minutos, ou até estarem tenros e dourados.

4. Enquanto isso, lave e escorra o grão-de-bico.

5. Em uma tigela pequena, prepare o vinagrete misturando o suco de limão, vinagre balsâmico, alho picado, sal e pimenta.

6. Em uma saladeira grande, misture os legumes assados, o grão de bico e o molho. Misture delicadamente para envolver bem todos os ingredientes.

7. Deixe a salada descansar na geladeira por pelo menos 30 minutos para que os sabores se desenvolvam.

8. Antes de servir, decore a salada com folhas frescas de manjericão.

Esta salada de grão de bico e legumes assados é uma ótima alternativa saudável e cheia de sabor. O grão-de-bico fornece uma boa fonte de proteínas e fibras vegetais, enquanto os vegetais assados adicionam textura e vitaminas. O vinagrete de limão e balsâmico adiciona um toque picante e perfumado. Você também pode adicionar ervas frescas como coentro ou salsa para ainda mais frescor. Desfrute desta deliciosa e nutritiva salada para uma refeição equilibrada!

Capítulo 5: Proteínas Magras

O frango é uma carne magra e versátil que se presta a muitas preparações culinárias. Grelhar ou assar mantém o seu sabor natural, ao mesmo tempo que lhe confere uma textura estaladiça por fora e suculenta por dentro. Aqui estão algumas razões pelas quais as receitas de frango grelhado ou assado merecem um lugar no seu repertório culinário:

- Ingestão de proteína:

  Frango é uma excelente fonte de proteína magra. Ele fornece os aminoácidos essenciais necessários para construir e reparar o tecido muscular. A proteína também é importante para a saciedade, o que pode ajudá-lo a controlar o apetite e manter um peso saudável. Receitas de frango grelhado ou assado são, portanto, uma maneira deliciosa de adicionar proteínas à sua dieta.

- Variedade de sabores e temperos:

  Receitas de frango grelhado ou assado oferecem uma grande variedade de sabores e temperos. Você pode marinar o frango antes de grelhar ou esfregá-lo com uma mistura de especiarias para dar um sabor único. Marinadas feitas com azeite, suco de limão, vinagre balsâmico, alho, ervas frescas e especiarias como páprica, cominho ou açafrão adicionam um toque extra de sabor. Você também pode acompanhar o frango grelhado ou assado com molhos leves e saborosos, como tzatzíki, molho chimichurri ou uma salsa fresca feita com tomate, cebola e coentro.

- Facilidade de preparo:

  Receitas de frango grelhado ou assado são relativamente simples de preparar. Basta preparar o frango limpando-o e secando-o e temperando-o a seu gosto. Se você optar por grelhar, pré-aqueça sua churrasqueira ou grelhe em fogo médio-alto e grelhe o frango até ficar bem cozido. Se preferir assar, coloque o frango em uma assadeira e cozinhe em temperatura adequada até atingir a temperatura interna recomendada. Você pode verificar o cozimento com um termômetro de carne para garantir que o frango esteja cozido com segurança.

- Versatilidade culinária:

As receitas de frango grelhado ou assado são versáteis e podem ser adaptadas a diversos pratos. Pode servir frango grelhado ou assado como prato principal juntamente com legumes grelhados, saladas ou cereais. Você também pode cortar ou cortar em cubos para adicionar a wraps, sanduíches, tacos ou pizza. As sobras de frango grelhado ou assado podem ser usadas em sopas, refogados ou pratos de massa para uso posterior.

- Opções saudáveis:

Ao fazer receitas de frango grelhado ou assado, você tem controle sobre os ingredientes utilizados. Você pode escolher cortes magros de frango, como peito de frango sem pele, para reduzir o teor de gordura. Além disso, você pode evitar o uso excessivo de sal usando especiarias e ervas para realçar o sabor. Isto permite-lhe criar refeições saudáveis e equilibradas enquanto se delicia com carnes saborosas.

Receitas de frango grelhado ou assado oferecem a combinação perfeita de sabores, nutrientes e simplicidade. São versáteis, saudáveis e fáceis de preparar, tornando-os uma escolha ideal para refeições equilibradas e deliciosas. Sinta-se à vontade para experimentar diferentes temperos e acompanhamentos para criar variações interessantes. Quer esteja a prepará-los para um jantar em família, um churrasco com amigos ou uma noite tranquila em casa, as receitas de frango grelhado ou assado irão certamente satisfazer o paladar de todos.

Peixes e frutos do mar são fontes de proteínas magras, ricas em nutrientes essenciais, como ácidos graxos ômega-3, vitaminas e minerais. Incorporar esses alimentos em sua dieta traz muitos benefícios para a saúde. Veja por que peixes e frutos do mar saborosos merecem um lugar de destaque em sua cozinha:

- Ingestão de ácidos graxos ômega-3:

  Peixes gordurosos como salmão, atum, truta e sardinha são ricos em ácidos graxos ômega-3. Esses ácidos graxos são essenciais para a saúde do coração, função cerebral, reduzindo a inflamação e apoiando o sistema imunológico. Os ácidos graxos ômega-3 também ajudam a manter a pele saudável e contribuem para o bom funcionamento dos olhos. Ao incluir peixes e frutos do mar em sua dieta regularmente, você pode colher esses benefícios à saúde.

- Variedade de sabores:

  Peixes e frutos do mar oferecem uma grande variedade de sabores. Cada tipo de peixe tem suas características únicas, que vão desde o sabor suave e delicado dos filés de linguado até o sabor rico e pronunciado do salmão. Frutos do mar como camarão, mexilhão, vieira e lula também têm sabores distintos que adicionam complexidade e profundidade aos pratos. Essa diversidade de sabores permite criar receitas saborosas e explorar diferentes combinações de temperos e temperos.

- Preparação rápida e versátil:

  Peixes e frutos do mar se prestam a um preparo rápido, tornando-os opções ideais para refeições durante a semana. Eles podem ser fritos, grelhados, cozidos no vapor, escalfados ou até mesmo comidos crus em sushi ou ceviche. Além disso, adaptam-se facilmente a diferentes cozinhas e estilos de cozinha. Você pode incorporá-los em pratos de massa, saladas, sopas, caril, tacos ou pratos de arroz para uma variedade de sabores e texturas.

- Baixo teor de gordura:

Peixes e frutos do mar são naturalmente pobres em gordura saturada. Eles são, portanto, uma alternativa mais saudável às carnes vermelhas e laticínios ricos em gordura saturada. Ao incluir esses alimentos em sua dieta, você pode reduzir a ingestão de gordura saturada enquanto fornece ao corpo os nutrientes de que necessita.

- Opções sustentáveis e ecológicas:

Ao escolher peixes e frutos do mar, é importante considerar sua sustentabilidade e origem. Opte por opções certificadas como sustentáveis e de fontes gerenciadas de forma responsável. Ao fazer escolhas informadas, você contribui para a preservação dos ecossistemas marinhos e para a proteção de espécies ameaçadas de extinção.

Peixes e frutos do mar saborosos são ingredientes versáteis, saudáveis e deliciosos para incorporar à sua dieta. Eles fornecem ácidos graxos ômega-3 essenciais, proteína magra e uma variedade de sabores que podem ser apreciados de diferentes maneiras. Quer esteja a preparar um salmão grelhado, uma salada de camarão ou um caril de peixe, pode mimar-se enquanto cuida da sua saúde. Sinta-se à vontade para explorar novas receitas e experimentar diferentes espécies de peixes e frutos do mar para descobrir suas preferências de gosto.

Seja você vegetariano, vegano ou apenas procurando refeições mais leves e balanceadas, é importante obter proteína suficiente em sua dieta. A proteína desempenha um papel vital na construção e reparação de tecidos, manutenção da saúde muscular, regulação do apetite e muitas outras funções vitais. Aqui estão algumas opções vegetarianas ricas em proteínas que vale a pena explorar:

* Vegetais de folhas verdes:

Vegetais de folhas verdes, como espinafre, couve e rúcula, muitas vezes são fontes de proteína negligenciadas. Eles também contêm uma variedade de outros nutrientes essenciais, como ferro, cálcio, vitamina C e fibras. Você pode adicioná-los às suas saladas, refogá-los em um pouco de azeite ou misturá-los em sopas e smoothies para aumentar a ingestão de proteínas.

* Leguminosas:

As leguminosas, como grão-de-bico, lentilha, feijão preto e ervilha, são uma excelente fonte de proteína vegetal. Eles também são ricos em fibras, ferro e outros nutrientes importantes. As leguminosas podem ser usadas em uma infinidade de receitas, como sopas, saladas, ensopados e massas. Eles também podem ser transformados em bolinhos, rissóis ou purês para mais variedade.

* Tofu e tempeh:

O tofu e o tempeh são produtos derivados da soja, excelentes fontes de proteína vegetal. Eles são versáteis e podem ser preparados de várias maneiras, como salteados, grelhados ou assados. Você pode mariná-los com molhos e especiarias para dar um sabor mais pronunciado. Tofu e tempeh também são ricos em ferro, cálcio e outros nutrientes que promovem a saúde.

* Produtos Seitan:

O seitan, também conhecido como "carne de trigo", é uma alternativa à base de glúten e muito rica em proteínas. Tem uma textura de carne e pode ser usado em uma variedade de receitas, como ensopados, refogados e sanduíches. Seitan também é uma boa fonte de ferro e vários outros nutrientes.

- Sementes e nozes:

Sementes e nozes não são apenas uma excelente fonte de proteína, mas também fornecem ácidos graxos essenciais e outros nutrientes que promovem a saúde. Amêndoas, castanha de caju, sementes de chia, sementes de linhaça e sementes de girassol são alguns exemplos de escolhas ricas em proteínas. Pode comê-los puros, adicioná-los às suas saladas, batidos ou utilizá-los na preparação de barrinhas energéticas caseiras.

É importante destacar que, ao seguir uma dieta vegetariana, é fundamental combinar diferentes alimentos para obter todos os aminoácidos essenciais presentes nas proteínas animais. Por exemplo, combinar leguminosas com grãos integrais fornece proteína completa.

As opções vegetarianas com alto teor de proteína oferecem uma grande variedade de opções saborosas e nutritivas. Seja você vegetariano ou apenas procurando opções mais saudáveis para diversificar sua dieta, vegetais de folhas verdes, legumes, tofu, tempeh, seitan, sementes e nozes podem fornecer a proteína que seu corpo precisa. Sinta-se à vontade para experimentar diferentes receitas e combinações para adicionar variedade às suas refeições e colher todos os benefícios da proteína vegetal.

Tigela de burrito vegetariano

Ingredientes:

- 1 xícara de arroz integral cozido
- 1 lata de feijão preto, escorrido e enxaguado
- 1 pimentão vermelho, cortado em tiras
- 1 pimentão verde, cortado em tiras
- 1 cebola, picada
- 1 colher de sopa de azeite
- 1 colher de sopa de mix de especiarias para taco (ou a gosto)
- 1 abacate, fatiado
- 1 tomate, em cubos
- Folhas de alface, lavadas e rasgadas
- Opção de molho salsa
- Suco de limão (opcional)
- Coentro fresco para decorar (opcional)
- Sal e pimenta a gosto

Instruções:

1. Em uma frigideira, aqueça o azeite em fogo médio. Adicione as tiras de pimentão e a cebola picada. Refogue por cerca de 5 minutos, até que os legumes estejam macios.

2. Adicione o feijão preto à frigideira e polvilhe com a mistura de temperos para taco. Misture bem e cozinhe por alguns minutos para que os sabores se misturem. Tempere com sal e pimenta a gosto.

3. Em tigelas individuais, divida o arroz integral cozido no fundo.

4. Adicione uma porção de legumes misturados e feijão preto sobre o arroz.

5. Decore a tigela com abacate fatiado, tomate picado, folhas de alface rasgadas e uma colher de sopa de molho de salsa.

6. Se desejar, adicione um pouco de suco de limão fresco e algumas folhas de coentro fresco para realçar os sabores.

7. Misture todos os ingredientes na tigela antes de servir.

Esta tigela de burrito vegetariana é uma opção saudável e equilibrada para uma refeição rápida e deliciosa. O feijão preto fornece proteínas e fibras, enquanto os vegetais adicionam cor, vitaminas e minerais. O arroz integral fornece uma base nutritiva e saciante. Você também pode personalizar sua tigela adicionando outros vegetais de sua escolha, como milho ou cenoura ralada. Desfrute desta refeição completa e saborosa!

Capítulo 6: Acompanhamentos Nutritivos

Os grãos integrais são uma importante fonte de nutrientes essenciais, como fibras, vitaminas do complexo B, minerais e antioxidantes. Eles também são ricos em carboidratos complexos, tornando-os uma fonte duradoura de energia para o corpo. Incorporar grãos integrais e grãos saudáveis em sua dieta traz muitos benefícios para a saúde. Veja por que eles merecem um lugar de destaque na sua cozinha:

- Fibra dietética:

  Os grãos integrais são uma excelente fonte de fibra dietética, essencial para manter um sistema digestivo saudável. A fibra ajuda a regular o trânsito intestinal, prevenir a constipação e promover a saciedade. Eles também contribuem para a estabilidade do açúcar no sangue e a manutenção de um peso saudável. Grãos saudáveis como quinoa, trigo sarraceno, painço e aveia também são ricos em fibras, tornando-os opções nutritivas para refeições balanceadas.

- Nutrientes essenciais:

  Os grãos integrais fornecem uma variedade de nutrientes essenciais, como ferro, magnésio, zinco e vitaminas B. Esses nutrientes desempenham um papel importante no bom funcionamento do corpo. Por exemplo, o ferro é necessário para a formação de glóbulos vermelhos e transporte de oxigênio, enquanto o magnésio é essencial para a saúde dos ossos, músculos e sistema nervoso. As vitaminas do complexo B estão envolvidas na produção de energia e na manutenção da saúde do cérebro.

- Controle de açúcar no sangue:

Os grãos integrais são digeridos mais lentamente do que os grãos refinados, o que ajuda a manter os níveis de açúcar no sangue mais estáveis. Isso é especialmente importante para pessoas com diabetes ou que procuram evitar flutuações de açúcar no sangue. Grãos saudáveis, como aveia, são especialmente benéficos, pois contêm fibras solúveis que retardam ainda mais a digestão de carboidratos.

- Variedade de sabores e texturas:

Os grãos integrais oferecem uma variedade de sabores e texturas que podem adicionar variedade às suas refeições. Do crocante da quinoa à maciez da cevada e à leveza do arroz basmati, há uma grande variedade de grãos integrais para explorar. Pode prepará-los como acompanhamentos, saladas, sopas, mingaus ou mesmo sobremesas para uma experiência gustativa diversificada.

- Opções versáteis:

Grãos integrais e grãos saudáveis podem ser usados em uma infinidade de receitas. Você pode usá-los como base para tigelas de cereais ou pratos de grãos, misturá-los em sopas e ensopados, usá-los como ingredientes em pães e doces ou adicioná-los a saladas para dar um toque de textura e nutrientes adicionais. As possibilidades são infinitas e podem satisfazer todos os gostos e preferências culinárias.

É importante escolher grãos integrais e grãos saudáveis que sejam minimamente processados. Opte por opções como arroz integral, quinoa, aveia integral, espelta, trigo integral e trigo sarraceno. Certifique-se de ler os rótulos dos produtos para verificar se eles são realmente feitos com grãos integrais.

Grãos integrais e grãos saudáveis são uma parte essencial de uma dieta equilibrada. Seu alto teor de fibras, nutrientes essenciais e carboidratos complexos os tornam escolhas nutritivas para apoiar uma boa saúde digestiva, açúcar no sangue estável e uma dieta balanceada. Experimente diferentes tipos de grãos integrais em suas receitas diárias para descobrir novos sabores e colher os benefícios à saúde que eles oferecem.

As leguminosas, que incluem grão-de-bico, lentilhas, feijões e ervilhas, são uma excelente fonte de proteínas vegetais, fibras, ferro e outros nutrientes essenciais. Eles também são versáteis e podem ser preparados de diferentes maneiras para adicionar variedade à sua dieta. Aqui estão algumas ideias criativas para cozinhar leguminosas:

- Homus revisitado:

  Hummus é uma preparação tradicional feita de grão de bico, alho, tahine, suco de limão e especiarias. Para um toque criativo, você pode adicionar ingredientes adicionais para variar os sabores. Tente adicionar azeitonas, cominho, páprica defumada, ervas frescas como manjericão ou salsa, ou até mesmo vegetais grelhados como pimentão ou berinjela. Você também pode usar diferentes variedades de leguminosas, como lentilhas vermelhas, para criar homus coloridos e saborosos.

- Hambúrgueres vegetarianos:

  As leguminosas são uma excelente base para preparar hambúrgueres vegetarianos saudáveis e deliciosos. Você pode usar grão de bico, feijão preto ou lentilha como ingredientes principais. Misture-os com especiarias, legumes picados finamente, farinha de rosca ou farinha de aveia e modele-os em rissóis. Asse ou frite-os e sirva em pães de hambúrguer com suas coberturas favoritas. Adicione o molho caseiro para dar ainda mais sabor.

- Saladas Gourmet:

As leguminosas são um ótimo complemento para saladas, fornecendo textura satisfatória e uma dose de proteína vegetal. Pode adicionar grão-de-bico, lentilha, feijão ou ervilha a uma base de vegetais verdes, como alface, espinafre ou rúcula. Complete sua salada com vegetais coloridos, ervas frescas, frutas secas, sementes e um molho leve e saboroso. As leguminosas darão à sua salada uma dimensão mais nutritiva e satisfatória.

- Caril Vegetariano:

As leguminosas combinam perfeitamente com os temperos e sabores exóticos de um curry vegetariano. Pode preparar um caril com grão-de-bico, lentilha ou feijão, acrescentando legumes da época e um molho cremoso de leite de coco. Sirva com arroz basmati ou pão naan para uma refeição completa e equilibrada. As leguminosas adicionam textura macia e riqueza nutricional a este prato clássico.

- Molhos e molhos:

As leguminosas podem ser transformadas em deliciosas pastas e molhos. Você pode criar um molho de feijão preto com milho, tomate, cebola roxa e temperos para dar um sabor mexicano. O grão de bico pode ser transformado em um delicioso purê de berinjela para acompanhar vegetais crus ou pitas. Experimente diferentes combinações de ingredientes para encontrar suas próprias receitas de molhos e molhos à base de leguminosas.

As leguminosas oferecem uma infinidade de opções criativas para diversificar sua dieta. Sua riqueza em proteínas vegetais, fibras e nutrientes os tornam ingredientes saudáveis e versáteis. Sinta-se à vontade para explorar diferentes receitas e técnicas culinárias para aproveitar ao máximo os benefícios das leguminosas em sua cozinha. Seja em molhos, saladas, pratos principais ou acompanhamentos, os legumes podem dar um toque de sabor e nutrição às suas refeições.

Os purês de vegetais são uma ótima maneira de adicionar sabor, nutrição e textura às suas refeições. Eles permitem que você aproveite os benefícios dos vegetais, oferecendo uma variedade de sabores e combinações de sabores. Aqui estão algumas ideias para criar deliciosos purês de vegetais:

- Purê de Batata Doce:

  A batata-doce é um vegetal doce e saboroso que se presta perfeitamente ao purê de batata. Cozinhe a batata-doce até ficar macia e amasse com um garfo ou misture até ficar homogêneo. Adicione manteiga vegetal, leite de amêndoa ou coco, canela e uma pitada de sal para realçar o sabor. Você também pode incorporar especiarias como gengibre, noz-moscada ou cominho para variar os prazeres. Este puré de batata-doce acompanha na perfeição pratos de carne ou legumes.

- Purê de couve-flor:

  A couve-flor é um vegetal versátil que pode ser transformado em um purê cremoso e leve. Cozinhe a couve-flor até ficar macia, depois misture com um pouco de caldo de legumes quente e leite de amêndoa sem açúcar para obter uma textura cremosa. Adicione alho, parmesão ralado (ou uma alternativa vegana), sal e pimenta para realçar o sabor. Este purê de couve-flor é uma excelente alternativa ao clássico purê de batata e pode acompanhar uma grande variedade de pratos.

- Purê de Brócolis:

  O brócolis é um vegetal rico em nutrientes e, em purê, traz um toque de verdura às suas refeições. Cozinhe os brócolis no vapor até ficarem macios, depois misture com um pouco de caldo de legumes e leite de coco para obter uma textura cremosa. Adicione alho, suco de limão, sal e pimenta para realçar os sabores. Você também pode adicionar queijo parmesão ralado ou fermento nutricional para dar um toque de queijo vegetal. Este purê de brócolis é ideal como acompanhamento ou como base para massas ou pratos de arroz.

- Purê de cenoura e laranja:

A doce combinação de cenoura e laranja resulta em um purê brilhante e delicioso. Cozinhe as cenouras até ficarem macias e misture-as com o suco e as raspas de uma laranja fresca. Adicione uma pitada de canela, uma colher de chá de mel (ou adoçante natural) e uma pitada de sal para equilibrar os sabores. Este purê de cenoura e laranja é uma excelente fonte de vitaminas e antioxidantes, e dará um toque doce e picante às suas refeições.

- Purê de berinjela:

As berinjelas fornecem uma base cremosa e saborosa para um purê delicioso. Grelhe a berinjela até ficar macia e a pele carbonizada. Retire a pele e misture a carne com alho, tahine, suco de limão, azeite e uma pitada de sal. Este purê de berinjela, também conhecido como baba ganoush, é perfeito como molho ou barrar no pão pita.

Os purês de vegetais são uma ótima maneira de incorporar uma variedade de vegetais em sua dieta diária. Eles são fáceis de preparar, versáteis e oferecem muitos benefícios à saúde. Sinta-se à vontade para experimentar diferentes combinações de vegetais, especiarias e outros ingredientes para criar seus próprios purês deliciosos e nutritivos.

Homus revisitado

Ingredientes:

- 1 lata de grão-de-bico (400 g), escorrido e enxaguado
- 2 dentes de alho, picados
- 3 colheres de sopa de suco de limão fresco
- 2 colheres de sopa de tahine (pasta de gergelim)
- 2 colheres de sopa de azeite extra virgem
- 1 colher de chá de cominho moído
- 1/2 colher de chá de páprica
- Sal e pimenta preta, a gosto
- 2 colheres de sopa de salsa fresca picada (opcional, para decorar)
- 1 colher de sopa de sementes de gergelim (opcional, para decorar)

Instruções:

1. Coloque o grão-de-bico, alho, suco de limão, tahine, azeite, cominho e páprica no liquidificador ou processador de alimentos. Bata até ficar homogêneo e cremoso.

2. Se a consistência do húmus estiver muito grossa, adicione um pouco de água, uma colher de sopa de cada vez, até atingir a consistência desejada.

3. Prove e ajuste o tempero com sal e pimenta a gosto.

4. Transfira o homus para uma tigela de servir. Se desejar, decore com salsa fresca picada e sementes de gergelim.

5. Sirva o hummus revisitado com legumes cortados em palitos, chips de legumes, pão pita ou bolachas.

Este hummus revisitado é deliciosamente cremoso com um sabor ligeiramente fumado da páprica e um toque de especiarias do cominho. O tahini fornece um sabor sutil de gergelim que complementa perfeitamente o grão de bico. É uma óptima alternativa saudável aos tradicionais patês, sendo óptimo para aperitivos, petiscos, ou mesmo para acompanhar pratos principais.

Capítulo 7: Sopas Reconfortantes

As sopas aveludadas são sopas cremosas e untuosas, preparadas a partir de legumes cozidos e misturados. Eles são fáceis de fazer e uma ótima maneira de desfrutar de uma grande variedade de vegetais enquanto desfruta de seus muitos benefícios para a saúde. Aqui estão algumas idéias para criar deliciosas sopas de legumes:

- Sopa de Abóbora-cheirosa:

  A abóbora é um vegetal macio e cremoso que se presta perfeitamente para fazer um velouté. Comece assando ou cozinhando a abóbora até ficar macia. Em seguida, misture com caldo de legumes quente e adicione especiarias como noz-moscada, gengibre ou canela para realçar o sabor. Você também pode adicionar um toque de creme leve para uma textura ainda mais aveludada. Esta sopa cremosa de abóbora é perfeita para os dias de outono e inverno e pode ser coberta com sementes de abóbora ou chantilly vegano para uma apresentação elegante.

- Creme De Tomate:

  O tomate é um ingrediente básico para uma sopa rica em sabores. Comece refogando a cebola e o alho no azeite, acrescente os tomates picados e refogue até ficarem macios. Bata a mistura com o caldo de legumes até ficar homogêneo e cremoso. Adicione ervas frescas, como manjericão ou orégano, para dar um toque de frescor. Sirva o velouté de tomate quente ou frio, conforme a sua preferência. Pode ser servido com croutons crocantes ou queijo vegano ralado para dar ainda mais sabor.

- Velouté de alho francês e batata:

O casamento de alho-poró e batatas cria um velouté macio e reconfortante. Frite o alho-poró fatiado na manteiga vegetal até ficar macio, depois acrescente as batatas em cubos e o caldo de legumes. Cozinhe até que as batatas estejam cozidas e, em seguida, misture a mistura até ficar homogêneo. Você pode adicionar um pouco de creme de leite ou leite vegetal para obter uma consistência ainda mais cremosa. Tempere com sal, pimenta e ervas de sua preferência. Este velouté de alho francês e batata é uma refeição reconfortante que pode ser consumida pura ou acompanhada de uma salada leve.

- Velouté de brócolis e cheddar vegano:

O brócolis é um vegetal nutritivo que se presta perfeitamente à preparação de um velouté. Cozinhe o brócolis até ficar macio e misture com o caldo de legumes. Adicione o cheddar vegano ralado e deixe derreter suavemente no velouté até incorporar bem. Tempere com sal, pimenta e temperos de sua preferência. Este velouté vegano de brócolos e cheddar é uma opção saborosa e reconfortante, perfeita para os amantes de queijos sem produtos de origem animal.

As sopas de legumes oferecem uma variedade infinita de combinações de sabores e texturas. Eles são fáceis de fazer e uma ótima maneira de desfrutar de vegetais enquanto desfruta de seus muitos benefícios para a saúde. Sinta-se à vontade para experimentar diferentes combinações de legumes, especiarias e temperos para criar suas próprias sopas deliciosas.

As leguminosas, como feijões, lentilhas e grão-de-bico, são ingredientes versáteis e ricos em proteínas vegetais, fibras e nutrientes essenciais. As sopas de leguminosas são uma maneira deliciosa e nutritiva de incorporar esses alimentos saudáveis à sua dieta. Aqui estão algumas ideias para criar saborosas sopas de leguminosas:

- Sopa de feijao preto:

O feijão preto é uma excelente fonte de proteína e fibra vegetal. Para fazer a sopa de feijão preto, refogue no azeite a cebola, os alhos e os pimentos. Em seguida, adicione o feijão preto cozido e o caldo de legumes. Cozinhe até que os sabores se misturem e, em seguida, misture até ficar homogêneo e cremoso. Adicione especiarias como cominho, páprica e pimenta para dar um sabor extra. Esta sopa de feijão preto é deliciosa servida com coberturas como abacate em cubos, coentro fresco e tortillas crocantes.

- Sopa de lentilha coral:

Lentilhas de coral são ricas em proteínas, fibras e ferro. Para preparar a sopa de lentilhas vermelhas, refogue a cebola, o alho e a cenoura no azeite. Em seguida, adicione lentilhas coral lavadas, caldo de legumes e especiarias como açafrão, gengibre e coentro em pó. Cozinhe até que as lentilhas estejam macias e, em seguida, misture tudo para obter uma textura lisa. Você pode adicionar um pouco de leite de coco para um toque de cremosidade e doçura. Sirva a sopa de lentilha vermelha com uma pitada de coentro fresco por cima para uma explosão de sabores.

- Sopa de grão-de-bico e espinafres:

O grão-de-bico é uma excelente fonte de proteína e outros nutrientes importantes. Para preparar a sopa de grão-de-bico e espinafres, refogue a cebola e os alhos em azeite. Em seguida, adicione o grão-de-bico cozido, o caldo de legumes e especiarias como cominho, canela e páprica defumada. Cozinhe até que os sabores se desenvolvam, adicione o espinafre fresco e cozinhe até murchar. Bata a sopa até ficar homogênea e cremosa. Esta sopa de grão-de-bico e espinafres é uma refeição saudável e nutritiva, perfeita para os dias mais frescos.

- Sopa de três legumes:

Para uma variedade de sabores e texturas, faça uma sopa de três vegetais com leguminosas. Refogue a cebola, o alho e os legumes de sua preferência, como cenoura, abobrinha e pimentão, no azeite. Em seguida, adicione leguminosas cozidas, como feijão branco ou grão de bico, e caldo de legumes. Cozinhe até que os legumes estejam macios e misture tudo até obter uma consistência aveludada. Tempere com ervas frescas e especiarias à sua escolha para um sabor ainda mais intenso. Esta sopa de três legumes é uma opção versátil e satisfatória para uma refeição completa.

As sopas de leguminosas são uma ótima maneira de incorporar esses alimentos nutritivos em sua dieta diária. São fáceis de preparar, cheios de sabor e oferecem uma grande variedade de opções para satisfazer todos os paladares. Sinta-se à vontade para experimentar diferentes tipos de leguminosas, vegetais e especiarias para criar suas próprias receitas saborosas e nutritivas de sopa de leguminosas.

As sopas integrais são pratos saudáveis e nutritivos que combinam vegetais, proteínas e amidos para criar refeições balanceadas e satisfatórias. São fáceis de preparar e oferecem uma variedade infinita de combinações de ingredientes. Aqui estão algumas idéias para criar deliciosas sopas completas:

- Sopa minestrone:

Minestrone é uma sopa italiana clássica e saudável que é embalada com legumes e feijão. Refogue cebola, alho e legumes como cenoura, aipo e abobrinha em azeite. Adicione o caldo de legumes, tomates triturados e ervas como tomilho e alecrim. Cozinhe até os legumes ficarem macios, depois acrescente o feijão cozido e o macarrão de sua preferência. Cozinhe até a massa ficar al dente, depois sirva a sopa de minestrone guarnecido com parmesão ralado e salsa fresca. Esta sopa é uma refeição completa por si só, repleta de fibras, proteínas vegetais e sabor delicioso.

- Sopa de Lentilha e Legumes:

As lentilhas são uma excelente fonte de proteínas e fibras, tornando-as um ingrediente ideal para uma sopa completa. Refogue cebola, alho e legumes como cenoura, pimentão e abobrinha em azeite. Acrescente as lentilhas, o caldo de legumes, os tomates triturados e temperos como cominho, páprica e açafrão. Cozinhe até que as lentilhas estejam macias e os legumes cozidos. Sirva sopa de lentilha e legumes com pão integral ou arroz integral para uma refeição completa e nutritiva.

- Sopa de frango e legumes:

Para aqueles que preferem adicionar carne à sua refeição de sopa, a sopa de frango e legumes é uma ótima opção. Cozinhe os pedaços de frango em caldo de galinha com vegetais como cenoura, aipo e alho-poró. Adicione ervas frescas como salsa e tomilho para dar mais sabor. Cozinhe até que o frango esteja macio e os legumes cozidos. Retire o frango, desfie-o e devolva-o à sopa. Sirva a sopa de frango e legumes com pão integral para uma refeição equilibrada e reconfortante.

- Sopa de legumes e quinoa:

A quinoa é uma fonte de proteína vegetal completa e é uma excelente base para uma sopa completa. Refogue a cebola, o alho e os legumes como alho-poró, cogumelos e espinafres em azeite. Adicione o caldo de legumes, a quinoa lavada e as ervas de sua preferência. Cozinhe até que a quinoa esteja cozida e os legumes macios. Tempere com sal, pimenta e especiarias para mais sabor. Esta sopa de legumes e quinoa é uma opção saudável e deliciosa para uma refeição equilibrada.

As sopas integrais são pratos versáteis e satisfatórios que oferecem uma ampla variedade de opções. Eles são fáceis de personalizar de acordo com suas preferências e necessidades nutricionais. Sinta-se à vontade para experimentar diferentes vegetais, proteínas e amidos para criar suas próprias deliciosas sopas. São refeições completas e balanceadas que o manterão cheio e satisfeito.

Sopa minestrone

Ingredientes:

- 2 colheres de sopa de azeite
- 1 cebola, picada
- 2 dentes de alho, picados
- 2 cenouras em cubos
- 2 talos de aipo, em cubos
- 1 pimentão vermelho, em cubos
- 400 g de tomate pelado triturado
- 1 litro de caldo de legumes
- 200 g de feijão fradinho cozido (de lata)
- 200 g de feijão branco cozido (de lata)
- 100g de massa curta (como macarrão ou conchas)
- 2 folhas de louro
- 1 colher de chá de orégano seco
- Sal e pimenta preta, a gosto
- Parmesão ralado (opcional, para decorar)
- Salsa fresca picada (opcional, para decorar)

Instruções:

1. Em uma panela grande, aqueça o azeite em fogo médio. Adicione a cebola, alho, cenoura, aipo e pimenta vermelha. Refogue os legumes por cerca de 5 minutos, até ficarem macios.

2. Adicione os tomates esmagados com seu suco e o caldo de legumes na panela. Deixe ferver, reduza o fogo e cozinhe por cerca de 15 minutos.

3. Adicione o feijão, o feijão branco, o macarrão, o louro e o orégano à panela. Continue cozinhando por cerca de 10 minutos, ou até que a massa esteja al dente.

4. Retire as folhas de louro da sopa. Tempere com sal e pimenta preta a gosto.

5. Sirva a sopa minestrone quente. Se desejar, decore com parmesão ralado e salsa fresca picada.

Esta Sopa Minestrone é farta, repleta de vegetais coloridos e oferece uma deliciosa combinação de sabores. O feijão confere uma textura cremosa, a massa traz uma sensação reconfortante e as ervas dão um toque de aroma perfumado. É um prato perfeito para aquecer durante os meses de inverno ou para desfrutar de uma refeição saudável e nutritiva durante todo o ano.

Capítulo 8: Pratos Internacionais Revisitados

A cozinha asiática está repleta de sabores requintados, ingredientes frescos e opções saudáveis que irão satisfazer o seu paladar, permitindo-lhe manter um estilo de vida equilibrado. Aqui estão algumas ideias para criar pratos asiáticos leves e nutritivos:

- Salada de aletria de arroz:

  A salada de arroz com aletria é uma opção leve e refrescante. Mergulhe a aletria de arroz em água quente até ficar macia, depois escorra e enxágue em água fria. Adicione legumes crocantes, como cenoura ralada, pepino em juliana e broto de feijão. Adicione também ervas frescas como coentro e hortelã. Para o molho, misture suco de limão, molho de soja light, óleo de gergelim e um pouco de mel ou xarope de agave. Misture tudo e sirva a salada de aletria de arroz com amendoim triturado para obter uma textura crocante.

- Caldo de sopa tailandesa:

  O caldo de sopa tailandesa é uma opção leve e perfumada, ideal para os amantes dos sabores asiáticos. Ferva o caldo de legumes com leite de coco e acrescente legumes como cogumelos, pimentão e repolho. Tempere com capim-limão, coentro, molho de soja light e pimenta para dar sabor. Adicione também camarão, frango ou tofu para obter mais proteína. Cozinhe até os legumes ficarem macios, depois sirva o caldo da sopa tailandesa quente e guarnecido com coentros frescos e rodelas de malagueta para quem gosta de picante.

- Wok de legumes e tofu:

O wok é uma ferramenta versátil para preparar pratos asiáticos leves e rápidos. Aqueça o azeite em uma wok e adicione vegetais como pimentão, brócolis, cenoura e cogumelos. Refogue os legumes até ficarem crocantes, mas macios. Adicione o tofu em cubos e refogue até dourar. Tempere com molho de soja light, gengibre ralado e alho. Sirva o wok de legumes e tofu com arroz basmati ou noodles de arroz para uma refeição equilibrada e deliciosa.

- Sashimi de peixe:

O sashimi é uma opção leve e proteica na culinária japonesa. Use peixe fresco de alta qualidade, como salmão, atum ou pargo. Corte-os em fatias finas e sirva com molho de soja light, wasabi e gengibre em conserva. Sirva o sashimi com legumes crocantes e arroz integral para uma refeição leve e equilibrada.

A culinária asiática oferece muitas opções leves e deliciosas para os amantes de sabores exóticos. Saladas de aletria de arroz, caldos de sopa tailandeses, woks de vegetais e tofu e sashimi de peixe são escolhas nutritivas e equilibradas. Sinta-se à vontade para explorar outros pratos asiáticos leves usando ingredientes frescos e favorecendo métodos de cozimento como cozinhar no vapor, cozinhar no wok e grelhar para manter os nutrientes e sabores.

Reconhecida pelos seus sabores frescos, ingredientes nutritivos e benefícios para a saúde, a cozinha mediterrânica é uma excelente opção para quem procura adotar um estilo de vida equilibrado. Aqui estão algumas ideias para criar pratos saudáveis inspirados nos sabores mediterrânicos:

- Salada grega :

A salada grega é um clássico da cozinha mediterrânea. Combine os tomates em cubos, os pepinos fatiados, as cebolas roxas fatiadas, as azeitonas pretas e o queijo feta esfarelado. Tempere com sumo de limão, azeite extra virgem, orégãos e sal. Adicione folhas de alface ou rúcula para dar um toque de verdura. Esta salada é refrescante, cheia de sabor e repleta de antioxidantes.

- Peixe grelhado mediterrânico:

O peixe grelhado é um prato saudável e delicioso que faz parte integrante da cozinha mediterrânica. Escolha peixes ricos em ômega-3, como salmão, cavala ou robalo. Tempere o peixe com sumo de limão, alhos picados, salsa fresca, azeite e ervas mediterrânicas como o tomilho e o alecrim. Grelhe o peixe até ficar bem cozido e sirva com uma guarnição de tomate cereja, azeitonas e alcaparras. Sirva com legumes grelhados ou uma salada para uma refeição equilibrada.

- Quinoa Tabbouleh :

O tabule é uma salada mediterrânea leve e cheia de sabores. Substitua o trigo tradicional por quinoa cozida para obter uma versão mais saudável e sem glúten. Misture a quinoa com os tomates em cubos, os pepinos em cubos, a cebolinha fatiada, a hortelã fresca e a salsinha picada. Tempere com sumo de limão, azeite, sal e pimenta. Este tabule de quinoa é fresco, nutritivo e pode ser consumido como acompanhamento ou prato principal leve.

- Legumes assados mediterrânicos:

Legumes assados são uma maneira deliciosa de apreciar os sabores mediterrâneos. Corte os vegetais como abobrinha, beringela, pimentão e tomate em pedaços e misture com azeite, alho picado, sal, pimenta e ervas provençais. Espalhe-os em uma assadeira e leve ao forno até ficarem macios e levemente caramelizados. Esses vegetais assados podem ser servidos como acompanhamento, adicionados a massas ou usados como cobertura para uma leve pizza mediterrânea.

- Homus de Legumes Crocante:

Hummus é uma especialidade mediterrânea feita de grão de bico. Faça o seu próprio homus misturando grão-de-bico cozido, alho, suco de limão, tahine (purê de gergelim), azeite e sal. Sirva com vegetais crocantes como palitos de cenoura, rodelas de pepino e rodelas de pimentão para um lanche saudável e saboroso.

A cozinha mediterrânea oferece uma infinidade de opções saudáveis e deliciosas. Saladas gregas, peixe mediterrâneo grelhado, tabule de quinoa, legumes assados e húmus de legumes crocante são opções que destacam os ingredientes frescos e os sabores típicos desta região. Experimente estas receitas e deixe-se levar pelas delícias da cozinha mediterrânica enquanto cuida da sua saúde.

A culinária latino-americana é conhecida por seus sabores vibrantes, ingredientes frescos e mistura única de influências culinárias. Aqui estão algumas ideias para criar pratos saudáveis inspirados na culinária latino-americana:

- Tacos de Peixe Grelhado:

Os tacos são uma especialidade mexicana popular e podem ser preparados de forma saudável e equilibrada. Use peixes brancos magros como tilápia ou mahi-mahi. Tempere o peixe com suco de limão, alho picado, páprica, cominho e sal. Grelhe o peixe até ficar cozido e sirva em tortilhas de milho quentes. Cubra os tacos com vegetais crocantes, como alface, tomate em cubos, cebola roxa e coentro fresco. Adicione um molho leve feito com iogurte grego e suco de limão para dar mais sabor.

- Ceviche de frutos do mar:

Ceviche é um prato latino-americano refrescante e saudável feito com frutos do mar marinados em suco de limão ou lima. Use frutos do mar frescos, como camarão, vieiras ou peixe branco. Corte-os em pedaços pequenos e deixe-os marinar em suco de limão por algumas horas até ficarem cozidos pela acidez do limão. Adicione cebola roxa, tomate, pepino e coentro picado. Tempere com sal, pimenta e malagueta para um sabor extra. Sirva o ceviche gelado com tortilhas de milho ou salgadinhos de milho para uma experiência de sabor leve e deliciosa.

- Salada de Quinoa e Feijão Preto:

A combinação de quinoa e feijão preto é uma base saudável e equilibrada para uma salada latino-americana. Cozinhe a quinoa de acordo com as instruções da embalagem e deixe esfriar. Adicione o feijão preto lavado e escorrido, tomate em cubos, cebola roxa, milho grelhado e coentro picado. Tempere com sumo de limão, azeite, cominhos, sal e pimenta. Misture todos os ingredientes e sirva a salada de quinoa e feijão preto como acompanhamento ou prato principal leve.

- Tigela de Burrito:

As tigelas de burrito são uma opção equilibrada para desfrutar dos sabores Tex-Mex sem o excesso de calorias. Comece com arroz integral ou base de quinoa cozida. Em seguida, adicione feijão preto, legumes grelhados, abacate em cubos, salsa, alface e fatias de pimenta. Você também pode adicionar frango grelhado ou tofu para obter mais proteína. Termine com um molho leve à base de iogurte grego, sumo de limão e coentros picados. As tigelas de burrito são fáceis de personalizar de acordo com sua preferência e proporcionam uma refeição equilibrada e saborosa.

A culinária latino-americana oferece uma infinidade de opções saudáveis e deliciosas. Tacos de peixe grelhado, ceviche de frutos do mar, salada de quinoa e feijão preto e tigelas de burrito são opções que mostram os ingredientes frescos e os sabores brilhantes dessa culinária. Sinta-se à vontade para experimentar essas receitas para adicionar um toque latino-americano à sua dieta saudável e balanceada.

Salada de arroz

Ingredientes:

- 200g de aletria de arroz
- 1 cenoura, cortada em juliana
- 1 pepino, julienned
- 1 pimentão vermelho, cortado em juliana
- 1 pimentão amarelo, em juliana
- 1 cebola verde, picada
- 1 punhado de folhas de coentro fresco, picadas
- 1 punhado de amendoim torrado, triturado
- 2 colheres de sopa de molho de soja
- 2 colheres de sopa de suco de limão
- 1 colher de sopa de molho de peixe (opcional para uma versão vegetariana)
- 1 colher de sopa de açúcar de coco (ou outro adoçante natural)
- 1 colher de sopa de óleo de gergelim

Instruções:

1. Cozinhe o arroz vermicelli de acordo com as instruções da embalagem. Escorra-os e passe-os por água fria para interromper o cozimento. Livro.

2. Em uma saladeira grande, misture a cenoura, o pepino, o pimentão, a cebolinha e o coentro fresco.

3. Em uma tigela pequena, prepare o molho combinando o molho de soja, suco de limão, molho de peixe (se estiver usando), açúcar de coco e óleo de gergelim.

4. Adicione a aletria de arroz à salada de legumes e regue com o vinagrete. Misture bem para envolver todos os ingredientes.

5. Deixe a salada descansar na geladeira por pelo menos 30 minutos para permitir que os sabores se misturem.

6. Na hora de servir, decore a salada com amendoim triturado para dar uma textura crocante.

Esta salada de aletria de arroz é fresca, colorida e cheia de sabor. Pode ser servido como acompanhamento ou como prato principal. Você também pode adicionar camarão marinado, frango ou tofu para torná-lo uma refeição completa. Aproveite esta deliciosa salada vietnamita!

Capítulo 9: Lanches Saudáveis

Os lanches são uma forma importante de satisfazer pequenas dores de fome entre as refeições e manter um nível de energia constante ao longo do dia. Aqui estão algumas ideias para lanches energéticos saudáveis e deliciosos:

- Barras energéticas caseiras:

  Barras energéticas caseiras são fáceis de fazer e colocam você no controle dos ingredientes. Use aveia em flocos, frutas secas como tâmaras ou damascos, nozes e sementes. Bata os ingredientes em um processador de alimentos até obter uma consistência pegajosa. Forme barras e refrigere-as por algumas horas antes de saboreá-las. Essas barras são ricas em fibras, proteínas e gorduras saudáveis, tornando-as um lanche energético ideal.

- Iogurte grego com frutas e nozes:

  O iogurte grego é uma excelente fonte de proteína e cálcio. Adicione frutas frescas como frutas vermelhas, fatias de banana ou fatias de pêssego ao seu iogurte grego. Cubra com nozes picadas para um impulso extra de gorduras saudáveis e crocância. Este lanche é refrescante e nutritivo, perfeito para recarregar as baterias.

- Veggie Sticks com Molho de Grão de Bico:

  Legumes frescos são ricos em nutrientes e baixos em calorias, tornando-os ótimos lanches energéticos. Corte palitos de cenoura, pepino, aipo e pimentão colorido. Prepare um molho leve misturando grão-de-bico cozido, suco de limão, alho, tahine e sal. Este molho de grão-de-bico é uma fonte de proteína vegetal e confere uma textura cremosa aos legumes crocantes.

- Smoothies de proteína:

Smoothies são lanches energéticos versáteis e fáceis de preparar. Misture frutas frescas ou congeladas com iogurte grego, leite de amêndoa ou soja e uma fonte de proteína em pó, como proteína de soro de leite ou proteína vegetal. Adicione vegetais verdes ao seu smoothie, como espinafre ou couve, para obter um aumento extra de nutrientes. Smoothies de proteína são nutritivos, fáceis de digerir e perfeitos para se recuperar após um treino ou para reenergizar durante o dia.

- Amêndoas e frutos secos:

Amêndoas e frutas secas são lanches energéticos compactos e práticos para viagem. Amêndoas são ricas em gorduras saudáveis, proteínas e fibras, enquanto frutas secas como passas ou damascos secos fornecem carboidratos naturais para energia rápida. Prepare pequenas porções de amêndoas e frutos secos em saquetas ou caixas para um lanche em viagem.

- Maçãs com manteiga de amêndoa:

As maçãs são uma fonte natural de fibras e vitaminas, enquanto a manteiga de amêndoa é rica em gorduras e proteínas saudáveis. Corte uma maçã em fatias e barre-as com manteiga de amêndoa. Esta combinação doce e crocante é nutritiva e saciante.

Lanches energéticos são essenciais para manter um nível estável de energia ao longo do dia. Barras energéticas caseiras, iogurte grego com frutas e nozes, palitos de legumes com molho de grão-de-bico, smoothies de proteína, amêndoas e frutas secas e maçãs com manteiga de amêndoa são ideias saudáveis e deliciosas para satisfazer seus desejos. Sinta-se à vontade para experimentar estas sugestões e adaptá-las aos seus gostos e preferências.

Quer seja uma pausa no trabalho, uma caminhada ou uma viagem, ter lanches saudáveis e convenientes à mão é essencial. Aqui estão algumas idéias de lanches para viagem que ajudarão você a satisfazer sua fome enquanto mantém uma dieta balanceada:

- Barras de cereais caseiras:

Barras de granola caseiras são uma ótima opção para lanches em movimento. Eles são fáceis de preparar e colocam você no controle dos ingredientes. Use aveia em flocos, frutas secas, nozes, sementes e um aglutinante natural como mel ou xarope de bordo. Misture todos os ingredientes, espalhe o preparado numa forma e leve ao frio até endurecer. Corte as barras em porções individuais e embale-as para levar consigo. Barras de granola caseiras são ricas em fibras, proteínas e gorduras saudáveis, tornando-as um lanche energético e saciante.

- Veggie Pack e Dip:

Prepare um pacote de legumes frescos cortados em palitos ou rodelas, como cenoura, aipo, pepino e pimentão. Embale-os em sacos fechados ou recipientes herméticos para mantê-los frescos. Acompanhe-os com um leve mergulho feito com iogurte grego, sumo de limão e ervas frescas como hortelã ou salsa. Esta combinação de vegetais crocantes e molho refrescante é ideal para lanches em movimento.

- Sacos de frutas secas e nozes:

Prepare saquetas individuais de misturas de frutos secos e frutos secos para um lanche energético para levar. Combine amêndoas, castanha de caju, avelãs, nozes ou pistache com frutas secas como passas, damascos secos, cranberries ou figos. As frutas secas fornecem carboidratos naturais, enquanto as nozes fornecem gorduras e proteínas saudáveis. Os pacotes de frutas secas e castanhas são práticos, nutritivos e ajudam a saciar a fome entre as refeições.

- Muffins de Frutas e Sementes:

  Asse muffins saudáveis de frutas e sementes para um lanche saboroso em movimento. Use farinha de aveia, trigo integral ou amêndoa como base, adicione frutas frescas ou congeladas como mirtilos, framboesas ou bananas e misture sementes como sementes de chia ou linhaça para uma dose extra de nutrientes. Evite adicionar muito açúcar usando alternativas mais saudáveis, como xarope de bordo ou tâmaras. Faça os muffins com antecedência e guarde-os em saquinhos individuais para facilitar a viagem.

- Envoltório de legumes ou sanduíche:

  Prepare wraps ou sanduíches saudáveis e equilibrados com legumes frescos. Use tortillas de trigo integral, pão integral ou pão pita como base e adicione vegetais coloridos, como folhas de alface, fatias de tomate, pepino, abacate e pimentão. Adicione uma fonte de proteína leve como frango grelhado, tofu ou feijão para um lanche mais saciante. Embrulhe o embrulho ou o sanduíche em papel alumínio ou em um saco que possa ser fechado novamente para facilitar o transporte.

Lanches para viagem são essenciais para atender às suas necessidades nutricionais quando você está em trânsito. Barras de granola caseiras, pacotes de vegetais e molhos, pacotes de frutas secas e nozes, muffins de frutas e sementes e wraps ou sanduíches vegetarianos são ideias convenientes e saudáveis para satisfazer sua fome em qualquer lugar. Prepare estes snacks com antecedência, embale-os com cuidado e leve-os consigo para evitar as tentações e manter uma alimentação equilibrada.

Às vezes, desejamos algo doce para satisfazer nosso paladar, mas é importante escolher lanches que também sejam nutritivos e equilibrados. Aqui estão algumas ideias para opções de lanches doces, mas saudáveis:

- Fruta fresca com iogurte:

  Frutas frescas são uma excelente fonte de açúcar natural e vitaminas. Combine-os com iogurte natural, iogurte grego ou iogurte vegetal para adicionar um toque de cremosidade e proteína. Escolha frutas da estação, como frutas vermelhas, fatias de melão ou melancia, ou fatias de laranja ou toranja para um lanche doce e refrescante.

- Amêndoas torradas com canela:

  As amêndoas torradas com canela oferecem uma combinação de sabores doces e picantes. Misture as amêndoas com uma pitada de canela e toste-as levemente no forno até ficarem crocantes. As amêndoas são ricas em gorduras e fibras saudáveis, enquanto a canela adiciona um toque de doçura sem adicionar açúcar refinado.

- Chocolate amargo e frutas secas:

  O chocolate amargo com alto teor de cacau é uma opção de lanche doce mais saudável. Combine-o com frutas secas como passas, cranberries secas ou pedaços de damasco secos para uma mistura de sabores doces e azedos. O chocolate amargo é rico em antioxidantes e as frutas secas fornecem carboidratos naturais, fibras e vitaminas.

- Smoothies de frutas:

Smoothies de frutas são uma maneira deliciosa de satisfazer seus desejos de açúcar enquanto desfruta da bondade da fruta. Use frutas frescas ou congeladas, como banana, morango, manga ou abacaxi, e misture com leite de amêndoa, iogurte ou água de coco. Adicione um punhado de espinafre ou couve para uma dose extra de nutrientes. Smoothies de frutas oferecem um lanche doce, hidratante e nutritivo.

* Biscoitos caseiros de chocolate com aveia:

Prepare biscoitos caseiros usando farinha de aveia, farinha de espelta ou farinha de amêndoa e adicione lascas de chocolate amargo. Reduza a quantidade de açúcar e use alternativas mais saudáveis, como mel ou xarope de bordo. Os biscoitos de chocolate com aveia são mais nutritivos do que os biscoitos tradicionais, graças à fibra da aveia e aos antioxidantes do chocolate amargo.

* Pudim de Chia com Frutas:

O pudim de chia é uma opção doce e nutritiva. Misture as sementes de chia com leite de amêndoa, leite de coco ou iogurte e deixe descansar por algumas horas até que a mistura engrosse. Adicione frutas frescas ou frutas secas para dar mais sabor e doçura. O pudim de chia é rico em fibras, ômega-3 e proteínas vegetais, tornando-o um lanche equilibrado.

Opções de lanches doces e equilibrados permitem que você satisfaça seus desejos de açúcar, mantendo uma dieta saudável. Frutas frescas com iogurte, amêndoas torradas com canela, chocolate amargo com frutas secas, smoothies de frutas, biscoitos de aveia com gotas de chocolate e pudim de chia com frutas são ótimas opções. Ideias deliciosas e nutritivas. Sinta-se à vontade para personalizar esses lanches de acordo com suas preferências e levá-los com você para pausas doces e equilibradas ao longo do dia.

Pudim de chia

Ingredientes:

- 1/4 xícara de sementes de chia
- 1 xícara de leite não lácteo (amêndoa, coco, aveia, etc.)
- 1 colher de sopa de maple ou xarope de agave
- 1/2 colher de chá de extrato de baunilha
- Uma pitada de sal
- Frutas frescas em cubos (morangos, bananas, mangas, mirtilos, etc.)
- Nozes ou sementes para decorar (amêndoas lascadas, sementes de linhaça, coco ralado, etc.)

Instruções:

1. Em uma tigela, misture as sementes de chia, o leite vegetal, o maple syrup, o extrato de baunilha e o sal. Mexa bem para garantir que as sementes de chia sejam distribuídas uniformemente na mistura. Deixe repousar por 5 minutos.

2. Após 5 minutos, mexa a mistura novamente para evitar que as sementes de chia se juntem. Coloque a tigela na geladeira e deixe descansar por pelo menos 2 horas, de preferência durante a noite. Isso permitirá que as sementes de chia inchem e formem uma consistência de pudim.

3. Assim que o pudim de chia engrossar, retire da geladeira. Mexa novamente para garantir que a consistência esteja uniforme.

4. Divida o pudim de chia em copinhos ou tigelas individuais. Adicione as frutas frescas em cubos em cima do pudim.

5. Para adicionar um toque crocante, polvilhe nozes ou sementes de sua escolha por cima.

6. Sirva o pudim de chia imediatamente ou leve à geladeira até a hora de servir. O pudim de chia pode ser consumido fresco ou em temperatura ambiente.

Este pudim de chia com frutas é uma deliciosa sobremesa saudável ou café da manhã. As sementes de chia são ricas em fibras, proteínas e ácidos graxos ômega-3, tornando-as uma escolha nutritiva para satisfazer seus desejos doces. Você também pode personalizar esta receita adicionando especiarias como canela ou cardamomo, ou usando diferentes tipos de leite vegetal para variar os sabores. Aproveitar!

Capítulo 10: Doces leves

As sobremesas são frequentemente associadas a opções com alto teor de açúcar e gordura, mas é possível criar sobremesas saborosas e satisfatórias com frutas frescas. Aqui estão algumas idéias para sobremesas de frutas frescas que irão deliciar o seu paladar:

- Salada de frutas :

  A salada de frutas é um clássico atemporal e uma maneira fácil de mostrar os sabores naturais das frutas frescas. Combine uma variedade de frutas da estação, como morangos, framboesas, kiwis, mangas, laranjas e abacaxis. Você também pode adicionar um toque de frescor espremendo um pouco de suco de limão ou laranja na fruta. Para uma apresentação elegante, decore a salada de frutas com hortelã fresca ou folhas de manjericão.

- Espetadas de Frutas:

  Espetos de frutas são divertidos de fazer e deliciosos de comer. Corte uma seleção de frutas em pedaços e enfie-os em espetos de madeira ou metal. Use frutas coloridas como morangos, melões, uvas, kiwis e abacaxis para criar uma apresentação atraente. Para adicionar um toque extra de indulgência, mergulhe os espetos em iogurte grego ou chocolate amargo derretido.

- Compota de frutas:

  A compota de frutas é uma sobremesa reconfortante e fácil de preparar. Escolha as suas frutas favoritas, como maçãs, peras, pêssegos ou cerejas, e cozinhe-as delicadamente com um pouco de água e uma pitada de canela ou baunilha. Cozinhe até que a fruta esteja macia e o líquido reduza a uma consistência de compota. Sirva a compota de frutas quente ou fria e, opcionalmente, decore com algumas amêndoas laminadas para dar textura.

- picolés de frutas:

Os picolés de frutas são perfeitos para se refrescar nos dias quentes de verão. Misture frutas frescas com um pouco de água ou suco de frutas para obter um purê homogêneo. Despeje o purê em forminhas de picolé e leve ao congelador até firmar completamente. Você também pode adicionar pedaços de frutas inteiras para textura extra. Os picolés de frutas são uma alternativa saudável e refrescante às tradicionais sobremesas congeladas.

- Crumble de frutas:

Um crumble de frutas é uma sobremesa reconfortante e crocante que realça os sabores da fruta fresca. Misture frutas picadas com um pouco de suco de limão e açúcar natural, como açúcar de coco ou xarope de bordo. Em seguida, prepare um recheio crocante misturando farinha de amêndoa, aveia, nozes trituradas, manteiga ou óleo de coco e uma pitada de canela. Polvilhe o recheio sobre a fruta e leve ao forno até que o topo esteja dourado e crocante. Sirva quente com uma bola de sorvete de baunilha sem açúcar.

As sobremesas de frutas frescas oferecem uma alternativa saudável e deliciosa às sobremesas tradicionais com alto teor de açúcar e gordura. Seja uma salada de frutas refrescante, espetos de frutas coloridos, compotas de frutas reconfortantes, picolés de frutas ou um crocante crocante, você pode desfrutar de saborosas sobremesas enquanto se delicia com as delícias da fruta fresca. Por isso, deixe-se seduzir por estas delícias frutadas e divirta-se mantendo uma alimentação equilibrada.

As sobremesas são frequentemente associadas a uma quantidade significativa de açúcar, mas é totalmente possível fazer deliciosos biscoitos e bolos reduzindo a quantidade de açúcar adicionado. Aqui estão algumas ideias de receitas para satisfazer seus desejos doces de uma forma mais equilibrada:

- Biscoitos de aveia e frutas secas:

Biscoitos de aveia e frutas secas são uma ótima opção para um lanche doce e nutritivo. Use farinha de aveia, farinha de amêndoa ou farinha de trigo integral como base. Adicione frutas secas como passas, cranberries secas, damascos secos ou figos secos para dar um toque de doçura natural. Você também pode adicionar sementes de chia ou nozes trituradas para obter mais textura e nutrientes.

- Bolo de chocolate preto e nozes:

Para os amantes de chocolate, um bolo de chocolate amargo e nozes é uma ótima alternativa aos tradicionais bolos com alto teor de açúcar. Use chocolate amargo com alto teor de cacau para obter mais intensidade e sabor. Substitua parte do açúcar por xarope de bordo ou mel para reduzir a quantidade de açúcar adicionado. Adicione nozes trituradas como nozes, castanhas de caju ou amêndoas para obter mais crocância e riqueza.

- Biscoitos de banana com chips de chocolate:

Biscoitos de chocolate com banana são uma opção saborosa e levemente adocicada. Amasse as bananas maduras e misture com farinha de amêndoa, farinha de trigo integral ou aveia. Adicione lascas de chocolate amargo para um toque de doçura. As bananas fornecem uma doçura natural e textura mastigável aos biscoitos, reduzindo a necessidade de adicionar quantidades excessivas de açúcar.

- Biscoitos de frutas e sementes:

Biscoitos de frutas e sementes são saudáveis e saborosos. Misture frutas secas como tâmaras, figos, damascos ou ameixas com sementes como linhaça, chia ou girassol. Adicione farinha de aveia ou amêndoa para ligar os ingredientes. Os frutos secos fornecem doçura natural e as sementes adicionam uma textura crocante e nutrientes benéficos.

- Bolo de Cenoura e Nozes:

Bolo de Cenoura e Nozes é uma opção deliciosamente nutritiva e com baixo teor de açúcar. Rale as cenouras e misture-as com farinha de trigo integral ou farinha de amêndoa. Adicione nozes trituradas, como nozes ou nozes, para dar mais sabor e crocância. Substitua um pouco do açúcar por suco de laranja ou xarope de bordo para obter uma doçura natural. O bolo de cenoura também é ótimo para adicionar fibras e nutrientes à sua sobremesa.

Biscoitos e bolos com baixo teor de açúcar oferecem uma alternativa mais saudável às sobremesas tradicionais. Usando ingredientes nutritivos, como frutas frescas ou secas, nozes e sementes, e reduzindo a quantidade de açúcar adicionado, você pode fazer sobremesas deliciosas e saudáveis. Quer se trate de biscoitos de aveia e frutas secas, chocolate amargo e bolo de nozes, biscoitos de banana e chocolate, biscoitos de frutas e sementes ou cenoura e nozes, você pode satisfazer seus desejos por doces enquanto cuida de sua saúde.

O glúten é uma proteína encontrada no trigo, cevada, centeio e outros grãos e pode ser um problema para algumas pessoas com doença celíaca, intolerância ao glúten ou sensibilidade ao glúten. Felizmente, existem muitas opções deliciosas para fazer doces sem glúten. Aqui estão algumas ideias:

- Farinhas sem glúten:

Para substituir as farinhas tradicionais com glúten, existem muitas farinhas sem glúten disponíveis no mercado. Algumas das opções mais comuns incluem farinha de arroz, farinha de trigo sarraceno, farinha de quinoa, farinha de milho, farinha de castanha e farinha de amêndoa. Cada farinha tem seu próprio sabor e textura, por isso vale a pena combiná-las para obter os melhores resultados. Você também pode encontrar misturas de farinha sem glúten especialmente projetadas para panificação.

- Doces à base de frutas:

Bolos sem glúten podem ser feitos com frutas frescas ou secas para adicionar doçura e sabor naturais. Por exemplo, você pode fazer muffins de mirtilo sem glúten usando farinha de amêndoa ou farinha de arroz combinada com mirtilos frescos ou congelados. As bananas também são um ótimo ingrediente para panificação sem glúten, pois adicionam uma doçura natural e textura mastigável às receitas.

- Uso de substitutos do açúcar:

Em vez de usar açúcar branco refinado, você pode optar por substitutos de açúcar mais saudáveis em sua panificação sem glúten. Por exemplo, xarope de bordo, mel, xarope de agave e açúcar de coco são boas alternativas naturais ao açúcar tradicional. Você também pode experimentar adoçantes sem calorias, como estévia ou eritritol. Certifique-se de ajustar as quantidades e testar os resultados do cozimento ao usar substitutos do açúcar, pois eles podem influenciar a textura e a consistência dos produtos assados.

- Incorporação de sementes e nozes:

Sementes e nozes adicionam textura, sabores interessantes e benefícios nutricionais a produtos de panificação sem glúten. Adicione sementes de chia, sementes de linhaça, sementes de girassol ou sementes de gergelim às suas receitas para obter uma dose extra de fibras e ácidos graxos ômega-3. Nozes picadas, como amêndoas, nozes ou avelãs, fornecem uma textura crocante e um sabor rico. Você pode incorporá-los em biscoitos, muffins ou brownies sem glúten.

- Usando substitutos de ovos:

  Em assados sem glúten, pode ser necessário substituir os ovos para obter a consistência correta. Felizmente, existem muitos substitutos de ovo disponíveis para pessoas em uma dieta sem glúten. As opções comuns incluem sementes de linho moídas misturadas com água, purê de maçã, iogurte vegetal ou tofu sedoso. Esses substitutos adicionam umidade e ligam os ingredientes, ao mesmo tempo em que fornecem benefícios nutricionais adicionais.

Doces sem glúten e alternativas saudáveis permitem que aqueles que seguem uma dieta sem glúten ou procuram reduzir a ingestão de glúten desfrutem de deliciosas sobremesas sem comprometer sua saúde. Usando farinhas sem glúten, frutas, substitutos do açúcar, sementes e nozes e substitutos do ovo, você pode criar assados saborosos, úmidos e nutritivos. Sinta-se à vontade para experimentar diferentes ingredientes e receitas para encontrar suas combinações favoritas e deliciar seu paladar sem glúten.

Crumble de frutas

Ingredientes:

- 4-5 xícaras de frutas de sua escolha (maçãs, peras, pêssegos, frutas vermelhas, etc.), descascadas e cortadas em pedaços
- 1 colher de sopa de suco de limão
- 1/2 xícara de farinha (trigo integral ou sem glúten, se necessário)
- 1/2 xícara de aveia em flocos
- 1/4 xícara de açúcar (coco, cana ou adoçante natural)
- 1/4 xícara de nozes trituradas (amêndoas, avelãs, nozes, etc.)
- 1/4 xícara de manteiga derretida (ou óleo de coco para uma versão vegana)
- 1/2 colher de chá de canela
- Uma pitada de sal

Instruções:

1. Pré-aqueça o forno a 180°C (350°F).

2. Em uma tigela grande, misture as frutas cortadas com o suco de limão. Você pode ajustar a quantidade de açúcar dependendo da doçura natural da fruta.

3. Em outra tigela, misture a farinha, a aveia em flocos, o açúcar, as nozes trituradas, a canela e o sal. Adicione a manteiga derretida e misture bem até obter uma textura esfarelada.

4. Espalhe as frutas em uma assadeira. Polvilhe a mistura de crumble sobre a fruta uniformemente.

5. Coloque o prato no forno pré-aquecido e cozinhe por cerca de 30 a 35 minutos, ou até que o topo do crumble esteja dourado e crocante e a fruta esteja macia e suculenta.

6. Retire o crumble do forno e deixe arrefecer um pouco antes de servir.

7. Sirva o crumble de fruta quente, acompanhado de uma bola de gelado de baunilha, natas batidas ou iogurte natural. Também é delicioso como é.

Este crumble de frutas é uma sobremesa reconfortante e frutada, perfeita para os dias de verão ou para qualquer ocasião especial. Você também pode variar os sabores usando diferentes tipos de frutas ou adicionando especiarias como noz-moscada ou gengibre. Deixe sua criatividade correr solta e divirta-se!

Capítulo 11: Bebidas Vitalizantes

Os smoothies verdes são uma ótima maneira de incorporar mais vegetais verdes e nutrientes essenciais à sua dieta de uma maneira deliciosa e conveniente. Eles oferecem uma ampla variedade de benefícios para a saúde, desde aumentar a energia e a imunidade até promover a digestão e a desintoxicação. Aqui estão algumas razões pelas quais você deve incluir smoothies verdes em sua dieta:

- Rico em nutrientes:

  Smoothies verdes são um tesouro de nutrientes essenciais. Ao usar vegetais verdes como espinafre, couve, alface romana ou salsa como base de seu smoothie, você obtém uma alta dose de vitaminas (A, C, K), minerais (ferro, cálcio, potássio) e antioxidantes. Esses nutrientes são essenciais para apoiar a boa saúde geral, fortalecer o sistema imunológico e promover a regeneração celular.

- Fonte de fibra:

  Os vegetais verdes usados em smoothies são ricos em fibras, o que promove uma digestão saudável e regular. A fibra ajuda a prevenir a constipação, manter um bom equilíbrio de açúcar no sangue e promover a saciedade. Ao adicionar também frutas ricas em fibras, como bananas, peras ou frutas vermelhas, você aumentará ainda mais o teor de fibras do seu smoothie. A fibra também ajuda a apoiar a saúde cardiovascular, diminuindo os níveis de colesterol e regulando a pressão arterial.

- Hidratação:

  Smoothies verdes são uma excelente fonte de hidratação. Usando vegetais frescos e frutas suculentas como base, você obtém um líquido nutritivo e hidratante. Isso é especialmente benéfico durante os meses quentes de verão ou após um treino intenso quando você precisa se reidratar. Smoothies verdes também podem ser temperados com água de coco ou leite de amêndoa para adicionar um sabor refrescante.

- Desintoxicação:

Smoothies verdes são uma ótima maneira de apoiar a desintoxicação natural do seu corpo. Vegetais verdes são ricos em clorofila, um poderoso desintoxicante que ajuda a remover toxinas e metais pesados do corpo. Ao adicionar ingredientes desintoxicantes, como suco de limão, gengibre ou açafrão ao seu smoothie, você aumenta os efeitos de purificação e limpeza.

- Energia durável:

Graças ao seu alto teor de nutrientes, fibras e carboidratos complexos, os smoothies verdes fornecem energia sustentada e duradoura. Ao contrário de bebidas açucaradas ou lanches processados, que podem causar picos de açúcar no sangue seguidos de quedas de energia, smoothies verdes abastecem seu corpo com nutrientes essenciais e mantêm o equilíbrio estável de açúcar no sangue.

Para preparar um smoothie verde nutritivo, você pode começar com uma base de vegetais verdes frescos, como espinafre ou couve. Em seguida, adicione frutas de sua escolha, como banana, manga ou abacaxi, para fornecer doçura natural e sabor delicioso. Você também pode adicionar proteína usando iogurte grego, tofu sedoso ou proteínas em pó à base de plantas. Para liquidificar seu smoothie, você pode usar água, leite de amêndoa ou leite de coco.

Sinta-se à vontade para experimentar diferentes ingredientes e adicionar superalimentos como sementes de chia, maca ou espirulina em pó para aumentar ainda mais o valor nutricional do seu smoothie. As possibilidades são infinitas, então divirta-se criando suas próprias combinações nutritivas de smoothies verdes e aproveite os benefícios para a saúde que elas oferecem.

Chás de ervas e chás de ervas são bebidas quentes de ervas que fornecem uma variedade de benefícios à saúde, desde relaxamento e relaxamento até aumento da digestão e redução da inflamação. Aqui estão algumas razões pelas quais você deve incluir chás e infusões de ervas saudáveis em sua rotina diária:

- Propriedades calmantes:

  Muitas infusões e chás são conhecidos por suas propriedades calmantes e relaxantes. Por exemplo, a camomila é tradicionalmente usada para acalmar os nervos e promover um sono reparador. A erva-cidreira e a erva-cidreira também são conhecidas por seus efeitos calmantes no sistema nervoso. Reservar um tempo para desfrutar de uma xícara quente dessas infusões pode ajudá-lo a relaxar após um longo dia e reduzir o estresse.

- Digestão Saudável:

  Alguns chás são especialmente formulados para apoiar uma digestão saudável. Por exemplo, a hortelã-pimenta é conhecida por suas propriedades carminativas, que ajudam a aliviar o inchaço e os gases. O gengibre é outro ingrediente comum usado para estimular a digestão e aliviar dores de estômago. Ao incluir essas infusões em sua rotina pós-refeição, você pode apoiar a digestão ideal e prevenir distúrbios digestivos.

- Efeitos anti-inflamatórios:

Certas plantas utilizadas em infusões e chás possuem propriedades anti-inflamatórias naturais. Por exemplo, o açafrão é frequentemente usado por seus poderosos efeitos anti-inflamatórios, graças ao seu conteúdo de curcumina. O chá verde também é conhecido por suas propriedades antioxidantes e anti-inflamatórias. Ao incorporar esses ingredientes em seus chás, você pode ajudar a reduzir a inflamação em seu corpo e promover uma saúde ideal.

- Hidratação Saudável:

Infusões e chás são uma excelente alternativa às bebidas açucaradas e carbonatadas para se manter hidratado ao longo do dia. A maioria das infusões e chás são naturalmente isentos de calorias e açúcar, tornando-os uma opção saudável para saciar sua sede. Você pode apreciá-los quentes ou frios, dependendo da sua preferência, tornando-os uma bebida versátil e refrescante.

- Antioxidantes e benefícios para a saúde:

Muitos chás, como chá verde, chá branco e chá preto, são ricos em antioxidantes. Os antioxidantes são compostos benéficos que ajudam a neutralizar os radicais livres no corpo e a prevenir danos às células. Eles estão associados a um risco reduzido de doenças crônicas, como doenças cardíacas e câncer. Ao incorporar esses chás em sua rotina diária, você pode colher seus benefícios para a saúde a longo prazo.

Ao fazer infusões e chás de ervas saudáveis, é importante escolher ingredientes orgânicos de alta qualidade sempre que possível. Você pode usar ervas secas soltas ou saquinhos de chá pré-embalados para sua conveniência. Deixe os ingredientes em infusão em água quente por alguns minutos para liberar os sabores e os benefícios à saúde. Você também pode experimentar diferentes combinações de ingredientes para criar suas próprias misturas personalizadas.

Infusões e chás saudáveis são uma ótima maneira de aproveitar os benefícios das plantas e ervas. Eles oferecem uma gama de sabores e benefícios para a saúde, permitindo que você cuide do seu corpo de forma natural e deliciosa. Não hesite em integrar estas infusões na sua rotina diária para se sentir bem e promover uma vida saudável e equilibrada.

As águas aromatizadas são uma alternativa saudável e deliciosa às bebidas açucaradas e carbonatadas. Eles oferecem uma maneira simples e criativa de adicionar sabor e interesse à sua ingestão diária de água. Aqui estão algumas razões pelas quais você deve incluir águas aromatizadas refrescantes em sua rotina:

- Hidratação ideal:

  A água é essencial para manter a hidratação adequada, mas muitas pessoas acham difícil beber bastante água todos os dias devido ao seu sabor insosso. As águas aromatizadas podem ajudá-lo a beber mais água, adicionando sabor e interesse à sua bebida. Quando a água tem um sabor agradável, fica mais fácil se manter hidratado ao longo do dia.

- Opções saudáveis sem calorias:

  As águas aromatizadas são uma ótima alternativa às bebidas açucaradas porque são naturalmente isentas de calorias. Ao contrário dos refrigerantes e sucos de frutas, as águas aromatizadas não adicionam calorias vazias à sua dieta. Isso os torna ideais para quem quer manter ou perder peso enquanto desfruta de uma bebida refrescante.

- Controle de ingestão de açúcar:

Uma das maiores preocupações com as bebidas açucaradas é o alto teor de açúcar adicionado. Águas aromatizadas permitem que você controle a quantidade de açúcar que consome. Você pode usar ingredientes naturais, como frutas frescas, ervas e especiarias para adicionar sabor sem o excesso de açúcar. Isso permite que você desfrute de uma bebida doce, evitando os efeitos adversos do consumo excessivo de açúcar.

- Infusões de frutas e ervas:

Águas aromatizadas podem ser feitas infundindo frutas frescas, vegetais e ervas na água. Você pode experimentar diferentes combinações de sabores, dependendo de suas preferências pessoais. Por exemplo, você pode criar uma água com sabor de menta e pepino para uma bebida refrescante e saciar a sede, ou uma infusão de limão e gengibre para um efeito revitalizante.

- Benefícios para a saúde:

Ao usar ingredientes naturais, como frutas e ervas, as águas aromatizadas também podem trazer benefícios à saúde. Por exemplo, adicionar fatias de limão pode fornecer um aumento de vitamina C, enquanto o uso de hortelã pode ajudar a acalmar a digestão. Você também pode adicionar bagas ricas em antioxidantes para se beneficiar de suas propriedades protetoras da saúde.

Para preparar a água aromatizada, basta cortar as frutas, legumes ou ervas de sua preferência e adicioná-los a uma jarra de água fria. Deixe em infusão por algumas horas na geladeira para que os sabores se desenvolvam. Você também pode adicionar gelo para uma bebida ainda mais refrescante.

Águas aromatizadas refrescantes são uma maneira divertida de adicionar sabor e interesse à sua ingestão diária de água. Eles oferecem uma alternativa saudável e deliciosa às bebidas açucaradas e permitem que você se mantenha hidratado, evitando calorias vazias. Sinta-se à vontade para experimentar diferentes combinações de sabores para encontrar suas preferências pessoais. Desfrute destas águas aromatizadas para uma hidratação saudável e refrescante ao longo do dia.

Smoothie verde

Ingredientes:

- 1 banana madura
- 1 xícara de espinafre fresco
- 1/2 pepino, descascado e cortado em pedaços
- 1/2 abacate
- O suco de um limão
- 1 xícara de leite de amêndoas (ou qualquer outro leite vegetal de sua preferência)
- 1 colher de sopa de sementes de chia (opcional)
- 1 colher de sopa de mel (opcional, para adoçar a gosto)
- Alguns cubos de gelo

Instruções:

1. Em um mixer ou liquidificador, adicione a banana, o espinafre fresco, o pepino, o abacate e o suco de limão.

2. Despeje o leite de amêndoa no liquidificador.

3. Adicione sementes de chia e mel, se desejar.

4. Bata tudo até obter uma consistência lisa e cremosa.

5. Se preferir mais fresco, adicione alguns cubos de gelo e bata novamente.

6. Depois que o smoothie estiver bem misturado, despeje-o em um copo alto ou em uma garrafa reutilizável.

7. Você pode enfeitar seu smoothie verde com algumas folhas extras de espinafre ou fatias de limão para dar um toque decorativo.

Este smoothie verde é rico em nutrientes, graças à presença de espinafre, pepino e abacate. É também uma excelente fonte de fibras, vitaminas e minerais. Pode apreciá-lo ao pequeno-almoço para começar bem o dia, como um lanche energizante ou mesmo como substituto de uma refeição ligeira. Sinta-se à vontade para ajustar as quantidades e ingredientes de acordo com suas preferências pessoais.

Capítulo 12: Menus especiais para dietas específicas

Adotar uma dieta vegetariana ou vegana traz muitos benefícios para a saúde, bem como benefícios ambientais. Essas dietas se concentram em comer vegetais, frutas, grãos, legumes, nozes e sementes, evitando produtos de origem animal, como carne, peixe, laticínios e ovos. Aqui estão algumas razões pelas quais você deve considerar a incorporação de opções vegetarianas e veganas em sua dieta:

* Nutrição balanceada:

  Dietas vegetarianas e veganas bem planejadas podem fornecer todos os nutrientes essenciais que seu corpo precisa para uma saúde ideal. Ao incluir uma variedade de alimentos vegetais em sua dieta, você pode obter proteínas, carboidratos, gorduras saudáveis, fibras, vitaminas e minerais necessários. Leguminosas, nozes, sementes, legumes, frutas e grãos integrais são excelentes fontes de nutrientes vegetais e podem ser combinados de diferentes maneiras para atender às suas necessidades nutricionais.

* Risco reduzido de doenças crônicas:

  Dietas vegetarianas e veganas estão associadas a um risco reduzido de doenças crônicas, como doenças cardíacas, diabetes tipo 2, obesidade e certos tipos de câncer. Essas dietas são naturalmente ricas em fibras, antioxidantes e compostos vegetais promotores da saúde que podem ajudar a prevenir essas doenças. Ao optar por opções vegetarianas e veganas, você pode apoiar a saúde ideal a longo prazo.

- Sustentabilidade ambiental:

A produção de carne e outros produtos de origem animal tem um impacto significativo no meio ambiente. As dietas vegetarianas e veganas são mais ecológicas porque requerem menos recursos naturais, produzem menos gases de efeito estufa e reduzem o desmatamento associado à pecuária. Ao optar por opções vegetarianas e veganas, pode contribuir para a proteção do ambiente e para a sustentabilidade do planeta.

- Diversidade culinária:

Adotar uma dieta vegetariana ou vegana oferece uma oportunidade única de explorar uma variedade de sabores e cozinhas de todo o mundo. Legumes, frutas, grãos, legumes, nozes e sementes oferecem uma gama infinita de possibilidades culinárias. Você pode descobrir novas receitas, experimentar novas combinações de ingredientes e ampliar seus horizontes culinários adotando uma abordagem vegetariana ou vegana para cozinhar.

- Compaixão para com os animais:

Para muitas pessoas, a escolha de uma dieta vegetariana ou vegana é motivada pela compaixão pelos animais. Ao evitar produtos de origem animal, você ajuda a reduzir o sofrimento animal e promove uma alimentação mais ética. Pode ajudá-lo a se sentir alinhado com seus valores e criar uma conexão mais profunda com as escolhas alimentares que você faz.

As opções vegetarianas e veganas são uma alternativa saudável, ecológica e deliciosa para diversificar sua alimentação. Quer você opte por adotar completamente uma dieta vegetariana ou vegana, ou simplesmente incorporar mais opções à base de plantas em sua dieta, você pode se beneficiar de nutrição balanceada, risco reduzido de doenças crônicas, ambiente sustentável, diversidade culinária e compaixão pelos animais. Experimente novas receitas e descubra a riqueza de sabores e benefícios das opções vegetarianas e veganas.

O glúten é uma proteína encontrada em certos grãos, como trigo, cevada e centeio, e pode causar reações adversas em pessoas com doença celíaca ou sensibilidade ao glúten. No entanto, mesmo para aqueles sem sensibilidade específica ao glúten, a incorporação de receitas sem glúten pode fornecer uma variedade de benefícios à saúde. Veja por que você deve considerar explorar receitas sem glúten:

- Sensibilidade ao glúten ou doença celíaca:

  Se você é sensível ao glúten ou foi diagnosticado com doença celíaca, seguir uma dieta sem glúten é essencial. A doença celíaca é uma condição autoimune na qual o consumo de glúten causa danos intestinais e sintomas gastrointestinais. Ao evitar o glúten, você pode reduzir a inflamação e melhorar sua saúde digestiva.

- Variedade nutricional:

  Ao optar por receitas sem glúten, você amplia sua paleta de alimentos e descobre novas fontes de nutrientes. Grãos sem glúten, como arroz, quinoa, trigo sarraceno, painço e milho, oferecem perfis nutricionais únicos, ricos em fibras, proteínas, vitaminas e minerais. Ao incorporar esses grãos em suas receitas, você diversifica sua dieta e fornece uma gama de nutrientes essenciais.

- Controle de peso:

  Receitas sem glúten também podem ser benéficas para o controle de peso. Eles tendem a se basear em alimentos integrais, como vegetais, frutas, proteínas magras e grãos sem glúten, que são naturalmente baixos em calorias e ricos em nutrientes. Ao evitar produtos com glúten processados, que podem ser ricos em calorias vazias, você pode promover um peso saudável e manter uma dieta equilibrada.

- Melhora da digestão:

Algumas pessoas notam uma melhora na digestão quando adotam uma dieta sem glúten. Isso pode ser devido à inflamação intestinal reduzida e melhor absorção de nutrientes. Ao eliminar o glúten de sua dieta, você pode promover uma digestão mais confortável e uma melhor saúde intestinal.

- Experimentação culinária:

Receitas sem glúten também oferecem uma oportunidade de explorar novas técnicas culinárias e descobrir ingredientes alternativos. Usando farinhas sem glúten, como farinha de arroz, farinha de trigo sarraceno, farinha de grão de bico ou farinha de tapioca, você pode preparar uma variedade de pratos deliciosos, incluindo pães, bolos, massas e sobremesas. Isso permite que você amplie seu repertório culinário e desenvolva sua criatividade na cozinha.

Receitas sem glúten oferecem uma variedade de benefícios para a saúde e descoberta culinária. Quer você tenha sensibilidade ao glúten, doença celíaca ou apenas queira explorar novas opções alimentares, as receitas sem glúten podem ajudá-lo a diversificar sua dieta, melhorar sua digestão, controlar seu peso e descobrir novos sabores. . Sinta-se à vontade para experimentar essas receitas e surpreenda-se com as delícias sem glúten.

As alergias alimentares estão cada vez mais comuns nos dias de hoje, e é essencial poder adaptar as receitas para atender às necessidades específicas dos alérgicos. Veja por que é importante incluir alimentos adequados para alergias comuns em sua dieta:

- Sensibilidades e alergias alimentares:

  Muitas pessoas sofrem de alergias ou sensibilidades alimentares, o que pode ter um impacto significativo em sua saúde e bem-estar. Alergias comuns incluem alergia a leite, ovos, peixe, marisco, amendoim, nozes, soja e trigo. Ao fornecer alimentos adequados para essas alergias, você permite que os afetados desfrutem de refeições seguras e deliciosas, sem o risco de reações adversas.

- Integralidade e simpatia:

  Ao oferecer pratos adequados para alergias comuns, você cria um ambiente inclusivo e amigável para seus convidados. Esteja você organizando uma refeição em família, um jantar com amigos ou um evento social, é importante considerar as necessidades dietéticas de todos. Ao oferecer uma variedade de pratos sem alérgenos comuns, você garante que todos possam participar e desfrutar da comida com segurança.

- Descoberta de novos sabores e alternativas:

  A necessidade de adaptação de receitas para alergias alimentares pode levar à descoberta de novos sabores e à exploração de alternativas interessantes. Por exemplo, para substituir os laticínios, você pode usar leite de amêndoa, coco ou soja. Para substituir os ovos, você pode usar substitutos como purê de maçã, purê de banana ou sementes de linho moídas. Essas substituições podem não apenas atender às necessidades de quem sofre de alergias, mas também adicionar uma riqueza de sabor e textura aos seus pratos.

- Educação sobre alergia alimentar:

Ao fornecer pratos adequados para alergias comuns, você também ajuda a educar outras pessoas sobre alergias alimentares. A educação é fundamental para entender as reações alérgicas, os sintomas associados e o que fazer em caso de emergência. Ao compartilhar receitas sem alérgenos, você pode ajudar a desmistificar as alergias alimentares e promover uma melhor compreensão e aceitação dessas condições.

- Saúde e bem-estar :

  Adaptar receitas para alergias alimentares também pode ajudar na saúde e bem-estar geral. Ao evitar alérgenos aos quais uma pessoa é sensível, você reduz o risco de reações adversas e problemas de saúde associados. Isso permite que quem sofre de alergias mantenha uma dieta equilibrada, desfrute de refeições saborosas e evite complicações de suas alergias.

Incluir pratos anti-alérgicos comuns em sua dieta é um passo importante para criar um ambiente seguro, inclusivo e delicioso para todos. Quer você mesmo tenha alergias ou cozinhe para pessoas com alergias, adaptar as receitas para atender a essas necessidades específicas é uma forma de cuidar da sua saúde e promover o bem-estar de todos. Não hesite em explorar as alternativas e desenvolver a sua criatividade culinária para oferecer refeições adaptadas e deliciosas a todos.

Tacos veganos com legumes grelhados

Ingredientes:

Para os legumes grelhados:

- 1 pimentão vermelho, cortado em tiras
- 1 abobrinha, fatiada
- 1 berinjela, fatiada
- 1 cebola roxa, cortada em rodelas grossas
- 2 colheres de sopa de azeite
- Sal e pimenta preta, a gosto

Para enfeitar :

- Tortilhas de milho ou trigo (verifique se são veganas)
- Guacamole (purê de abacate com um pouco de suco de limão, coentro picado, sal e pimenta)
- Salsa (você pode comprar uma salsa vegana ou fazer você mesmo com tomate, cebola, pimenta, alho, suco de limão e ervas)
- Folhas de alface ou couve, lavadas e rasgadas
- Coentro fresco, picado (opcional)
- Molho quente (opcional)

Instruções:

1. Pré-aqueça sua grelha ou churrasqueira em fogo médio.

2. Em uma tigela grande, misture as tiras de pimentão vermelho, as fatias de abobrinha, as fatias de berinjela e as rodelas de cebola roxa com o azeite, sal e pimenta. Certifique-se de que todos os vegetais estejam bem revestidos.

3. Coloque os legumes na grelha quente e grelhe por cerca de 10 minutos, virando de vez em quando, até ficarem macios e levemente dourados. Retire-os da grelha e deixe-os esfriar um pouco.

4. Enquanto isso, reaqueça as tortillas de acordo com as instruções da embalagem.

5. Para montar os tacos, espalhe uma colher de sopa de guacamole em cada tortilla. Adicione uma porção generosa de legumes grelhados e decore com salsa, folhas de alface ou couve e coentro fresco, se desejar. Adicione o molho picante de acordo com o seu gosto.

6. Dobre as tortilhas em formas de taco e aproveite imediatamente.

Estes tacos veganos de vegetais grelhados são deliciosamente saborosos e nutritivos. Legumes grelhados fornecem textura e sabor deliciosos, enquanto guacamole, salsa e outras coberturas adicionam um toque de frescor e calor. É uma refeição vegana completa e satisfatória que todos vão adorar, seja você vegano ou não.

Capítulo 13: Técnicas de Culinária Saudável

Cozinhar no vapor é um método de cozimento popular em muitas culturas ao redor do mundo. É valorizado por sua capacidade de preservar os nutrientes dos alimentos, realçar os sabores naturais e produzir refeições leves e saudáveis. Veja por que você deve considerar explorar o cozimento a vapor:

- Conservação de nutrientes:

  Um dos principais benefícios do cozimento a vapor é a capacidade de preservar os nutrientes dos alimentos. Ao contrário de outros métodos de cozimento que requerem o uso de óleo ou gordura, o cozimento a vapor usa apenas vapor de água para cozinhar os alimentos. Este método suave preserva as vitaminas, minerais e antioxidantes encontrados nos alimentos, permitindo-lhe desfrutar de uma dieta saudável e nutritiva.

- Sabores naturais e texturas preservadas:

  Cozinhar a vapor permite que os sabores naturais dos alimentos brilhem. Os vegetais mantêm sua crocância e textura, enquanto carnes e peixes permanecem suculentos e macios. Ao usar o vapor para cozinhar alimentos, você também evita sabores e sabores adicionados que podem estar presentes ao usar óleos ou gorduras. Isso permite que os ingredientes se expressem plenamente, criando pratos delicados e saborosos.

- Leveza e baixo teor de gordura:

  Cozinhar no vapor é um método leve e saudável que requer pouca ou nenhuma adição de gordura. Os alimentos são cozidos no vapor em sua própria umidade, reduzindo a necessidade de usar óleo ou manteiga para cozinhar. Isso o torna uma opção ideal para quem procura reduzir a ingestão de gordura ou manter uma dieta balanceada e de baixa caloria.

- Versatilidade culinária:

Vapor oferece grande versatilidade quando se trata de cozinhar. Você pode cozinhar uma variedade de alimentos, como vegetais, carnes, peixes, frutos do mar, ovos e até sobremesas. Além disso, você pode adicionar ervas, temperos ou marinadas aos alimentos antes de colocá-los na cesta de cozimento a vapor, dando-lhes sabores extras. Este método de cozedura permite explorar uma infinidade de receitas e criar pratos variados e deliciosos.

- Facilidade e rapidez:

O cozimento a vapor também é apreciado por sua facilidade e rapidez. Você não precisa observar constantemente a comida sendo cozida porque o vapor faz todo o trabalho. Além disso, cozinhar no vapor geralmente é mais rápido do que outros métodos de cozimento, o que é ótimo quando você está com pressa ou quer preparar uma refeição rápida e saudável.

Cozinhar no vapor é um método de cozimento saudável, versátil e saboroso. Ele permite que você retenha os nutrientes, realce os sabores naturais dos alimentos e cozinhe levemente e com baixo teor de gordura. Sinta-se à vontade para experimentar cozinhar a vapor e descobrir novas receitas para adicionar uma dimensão saudável e deliciosa à sua cozinha.

O cozimento em papillote, também conhecido como estufado, é uma técnica culinária tradicional usada para preparar pratos saborosos e saudáveis. O cozimento en papillote envolve embrulhar os alimentos em papel manteiga ou papel alumínio, criando uma embalagem selada que retém o calor e os sabores. Veja por que você deve considerar explorar a culinária en papillote:

- Preservação dos sabores:

  Uma das principais vantagens de cozinhar en papillote é a capacidade de reter os sabores naturais dos alimentos. Ao selar os alimentos em uma embalagem hermética, os sabores e aromas ficam presos em seu interior, criando uma intensa e deliciosa experiência gustativa. Sucos e molhos misturam harmoniosamente os ingredientes, resultando em pratos saborosos e bem temperados.

- Conservação de nutrientes:

  O cozimento em papel alumínio é um método de cozimento suave que preserva os nutrientes dos alimentos. Os ingredientes são cozidos no vapor dentro do pacote, que retém vitaminas, minerais e antioxidantes essenciais. Ao contrário de outros métodos de cozedura que podem levar à perda de nutrientes, a cozedura em papillote permite-lhe desfrutar de uma refeição saudável e equilibrada.

- Baixo teor de gordura:

  Assar em papillote requer muito pouca ou nenhuma gordura adicional. Os alimentos cozinham em seus próprios sucos, o que significa que você pode reduzir a quantidade de óleo ou manteiga usada durante o preparo. Isso o torna uma opção ideal para quem procura reduzir a ingestão de gordura ou manter uma dieta saudável.

- Textura e maciez:

  Quando você cozinha en papillote, a comida mantém sua textura e maciez. Carnes, peixes e legumes ficam suculentos e úmidos graças ao cozimento. Os sabores se misturam perfeitamente e os ingredientes são cozidos uniformemente, resultando em pratos visualmente e texturalmente agradáveis.

- Facilidade de preparo e limpeza:

Assar en papillote é um método de cozimento relativamente simples e conveniente. Basta embrulhar os ingredientes em papel manteiga ou papel alumínio, fechar bem o pacote e levar ao forno. Este método não requer muita preparação ou supervisão constante durante o cozimento. Além disso, a limpeza é fácil, pois você pode simplesmente jogar fora o papel usado.

- Variedade culinária:

Cozinhar em papillote oferece uma grande variedade culinária. Você pode usar diferentes combinações de ingredientes como vegetais, carnes, peixes, frutos do mar e até frutas para criar pratos saborosos e equilibrados. Ervas, especiarias e molhos podem ser adicionados para adicionar sabor e aroma. Você também pode personalizar os papillotes de acordo com suas preferências de gosto e ingredientes disponíveis.

Assar em papillote é um método de cozimento saudável, saboroso e versátil. Ajuda a preservar os sabores e nutrientes dos alimentos, ao mesmo tempo em que proporciona textura e maciez deliciosas. Experimente este método na sua cozinha para criar refeições equilibradas e deliciosas para si e para a sua família.

Marinadas são uma maneira fantástica de adicionar sabor, maciez e umidade a carnes, peixes, vegetais e até frutas. Eles são usados há séculos em cozinhas de todo o mundo para aprimorar pratos e criar deliciosas combinações de sabores. Veja por que você deve considerar incorporar marinadas leves e saborosas em sua cozinha:

- Sabores melhorados:

Marinadas são feitas de ingredientes como óleos, vinagres, sucos, ervas, especiarias e condimentos que adicionam aromas e sabores deliciosos aos alimentos. Eles podem transformar um prato comum em uma experiência culinária excepcional. As marinadas também permitem que os sabores penetrem profundamente nos ingredientes, resultando em um sabor uniforme e saboroso.

- Maciez das carnes:

Marinadas são conhecidas por sua capacidade de amaciar carnes. Os ácidos encontrados nas marinadas, como suco de limão, vinagre ou iogurte, ajudam a quebrar as fibras da carne, tornando-a mais macia e suculenta. Além da maciez, as marinadas permitem que as carnes retenham a umidade durante o cozimento, evitando que fiquem secas.

- Equilíbrio nutricional:

Marinadas leves podem adicionar sabor sem adicionar calorias em excesso. Você pode usar óleos saudáveis como azeite ou óleo de coco, bem como ervas e especiarias para uma marinada saborosa sem excesso de gordura ou açúcar. Isso preserva o equilíbrio nutricional de seus pratos enquanto adiciona sabor.

- Variedade culinária:

As possibilidades com marinadas são infinitas. Você pode criar uma grande variedade de marinadas usando diferentes ingredientes, ervas e especiarias. Quer prefira sabores asiáticos, mediterrânicos, mexicanos ou de outras cozinhas do mundo, pode adaptar as marinadas de acordo com os seus gostos e desejos. Isso permite que você diversifique sua dieta e crie pratos interessantes e deliciosos.

- Preparação prévia:

Outra grande vantagem das marinadas é que elas podem ser feitas com antecedência. Você pode marinar seus ingredientes por algumas horas ou mesmo durante a noite para permitir que os sabores se desenvolvam completamente. Isso facilita a preparação da refeição, pois você pode marinar suas carnes ou legumes antes do tempo e cozinhá-los quando estiver pronto para comer. Também é uma ótima opção para refeições durante a semana, quando você tem pouco tempo para cozinhar.

- Opções vegetarianas e veganas:

Marinadas não são apenas para carnes. Legumes, tofu e alternativas de carne vegana também podem ser marinados para adicionar sabor e maciez. Marinadas feitas com vegetais e ervas podem criar pratos vegetarianos ou veganos saborosos e satisfatórios.

Marinadas leves e saborosas são uma ótima maneira de adicionar sabor e maciez aos seus pratos, mantendo uma dieta saudável. Eles permitem que você explore uma variedade de combinações de sabores, enriqueça seus pratos e satisfaça seu paladar. Quer seja carnívoro, vegetariano ou vegano, há uma marinada para todos os gostos. Portanto, sinta-se à vontade para experimentar e adicionar marinadas às suas receitas para pratos deliciosos e saborosos.

Salmão marinado em papillote

Ingredientes:

- 2 filés de salmão
- 2 colheres de sopa de molho de soja com sal reduzido
- 1 colher de sopa de mel ou maple syrup
- 1 colher de sopa de suco de limão
- 2 dentes de alho, picados
- 1 colher de sopa de azeite
- Sal e pimenta preta, a gosto
- Legumes de sua escolha: cenoura, pimentão, abobrinha, cogumelos, etc.
- Folhas de papel manteiga ou alumínio

Instruções:

1. Prepare a marinada misturando o molho de soja com sal reduzido, mel (ou xarope de bordo), suco de limão, alho picado, azeite, sal e pimenta em uma tigela.

2. Coloque os filés de salmão em um prato raso e despeje a marinada sobre o salmão. Certifique-se de que os filés estejam bem cobertos pela marinada. Cubra o prato e coloque-o na geladeira por pelo menos 30 minutos para deixar o salmão marinar.

3. Enquanto isso, pré-aqueça o forno a 200°C.

4. Prepare os legumes cortando-os em juliana ou em rodelas finas.

5. Corte duas folhas grandes de pergaminho ou papel alumínio e coloque os legumes no centro de cada folha.

6. Retire os filetes de salmão da marinada e coloque-os sobre os legumes. Despeje um pouco da marinada restante sobre o salmão.

7. Dobre as laterais do pergaminho ou papel alumínio para formar papillotes bem fechados. Certifique-se de selar as bordas para que o vapor não escape durante o cozimento.

8. Coloque os papillotes em uma assadeira e leve ao forno pré-aquecido. Cozinhe por cerca de 15 a 20 minutos, ou até que o salmão esteja cozido a seu gosto.

9. Retire os pacotes do forno e deixe-os descansar por alguns minutos antes de abri-los com cuidado.

10. Sirva o salmão em papillote com os legumes e acompanhe com arroz integral ou quinoa para uma refeição saudável e equilibrada.

Esta receita de salmão em papillote com uma marinada saudável não é apenas deliciosa, mas também ajuda a preservar a maciez e os sabores do peixe e dos legumes. O cozimento em papel alumínio retém o vapor, que retém os nutrientes e cria uma refeição saudável e saborosa. Aproveite sua comida !

Capítulo 14: Reduzindo o desperdício de alimentos

O gerenciamento eficiente de sobras não é apenas benéfico para reduzir o desperdício de alimentos, mas também para economizar dinheiro e aumentar sua criatividade culinária. Aqui estão algumas ideias sobre como usar restos de comida de forma criativa:

- Reinventando as sobras:

  As sobras podem ser transformadas em pratos deliciosos, reinventando-as. Por exemplo, você pode usar sobras de frango assado para fazer wraps, sanduíches ou saladas. Legumes cozidos podem ser misturados com ovos para fazer uma omelete ou transformados em sopa ou purê. A ideia é usar a imaginação e aproveitar as sobras para criar novos pratos.

- Pratos de massas e arroz:

  Macarrão e arroz são ingredientes versáteis que se prestam bem para aproveitar as sobras. Você pode adicionar vegetais, carne, legumes ou frutos do mar a massas ou arroz para criar pratos saborosos. Por exemplo, sobras de frango podem ser adicionadas a uma frigideira de macarrão com legumes para uma refeição rápida e deliciosa.

- Receitas de sopas e caldos:

  Restos de vegetais, carnes e aves podem ser usados para fazer sopas e caldos salgados. Ferva as sobras com ervas, especiarias e água para obter um caldo aromático. Em seguida, adicione legumes frescos, macarrão ou arroz para criar uma sopa saudável e nutritiva.

- Tortas, quiches e fritadas:

  As sobras de vegetais cozidos, carnes e queijos podem ser usadas para fazer tortas, quiches ou fritadas. Adicione-os a uma base de massa folhada ou quebrada com ovos batidos e leite para criar uma deliciosa torta salgada. É uma ótima maneira de usar as sobras de forma criativa e criar um saboroso prato principal.

- Smoothies e sucos:

  As sobras de frutas e vegetais podem ser usadas para fazer smoothies e sucos nutritivos. Misture-os com iogurte, leite ou suco para uma bebida refrescante e saudável. Adicione ingredientes adicionais como sementes de chia, mel ou especiarias para ainda mais sabor e nutrientes.

- Pratos tipo tigela:

  As tigelas de refeição são uma tendência popular que permite o uso criativo de sobras. Combine sobras de proteínas, vegetais, grãos e molhos em uma tigela para criar uma refeição balanceada e deliciosa. Você pode adicionar coberturas adicionais, como ervas frescas, abacate fatiado ou nozes para dar mais sabor e textura.

O uso criativo de restos de comida é uma maneira inteligente e saborosa de reduzir o desperdício de alimentos enquanto cria refeições deliciosas. Ao reinventar as sobras, incorporá-las em massas e pratos de arroz, utilizá-las em sopas e caldos, incorporá-las em tortas e quiches, transformá-las em smoothies ou combiná-las em tigelas de refeição, você pode dar uma segunda vida às suas sobras e transformá-las em saborosos e refeições nutritivas. Portanto, não subestime o potencial de suas sobras e deixe sua criatividade culinária correr solta.

O gerenciamento adequado do armazenamento de alimentos é essencial para preservar o frescor, o sabor e os nutrientes, minimizando o desperdício de alimentos. Aqui estão algumas dicas para armazenar de maneira ideal seus alimentos frescos:

- Refrigeração:

  A refrigeração é uma das formas mais comuns de manter os alimentos frescos. Certifique-se de que o seu frigorífico está a funcionar a uma temperatura adequada, normalmente entre 1°C e 4°C. Armazene os alimentos em recipientes herméticos ou embrulhe-os em papel alumínio ou filme plástico para protegê-los da umidade e dos odores. Legumes e frutas podem ser guardados nas gavetas mais frescas da geladeira, enquanto carnes e laticínios devem ser guardados nas áreas mais frias da geladeira.

- Congelando:

  O congelamento é uma ótima maneira de prolongar a vida útil dos alimentos frescos. Frutas, legumes, carne, aves, peixe e assados podem ser congelados para uso futuro. Certifique-se de embalá-los bem em sacos de freezer ou recipientes adequados para congelamento para preservar sua qualidade. Não esqueça de indicar a data do congelamento na embalagem para melhor organização.

- Conservas:

  O enlatamento é um método tradicional de preservação de alimentos. Você pode enlatar suas próprias frutas, legumes, geléias e molhos usando potes de vidro esterilizados. Isso permite que você aproveite seus produtos favoritos durante todo o ano, mesmo quando os ingredientes frescos não estiverem disponíveis.

- Desidratação:

A desidratação é um método de preservação de alimentos que envolve a remoção de umidade. Você pode desidratar frutas, vegetais, ervas e até mesmo carne para prolongar sua vida útil. Use um desidratador de alimentos ou forno de baixa temperatura para remover a umidade. Alimentos desidratados podem ser armazenados em recipientes herméticos e reidratados conforme necessário.

- Uso de sacos de vegetais:

Os sacos de vegetais, também chamados de sacos de vegetais com umidade controlada, são projetados para prolongar a vida útil dos vegetais frescos. Estes sacos especiais regulam a humidade no interior do saco, evitando assim que os legumes sequem ou apodreçam rapidamente. Guarde os legumes nestes sacos e coloque-os na gaveta mais nítida do frigorífico para os manter frescos durante mais tempo.

- Rotação de estoque:

Para evitar o desperdício de alimentos, é importante praticar a rotação de estoque. Ao fazer compras, coloque os alimentos novos no fundo da geladeira ou na despensa e use primeiro os alimentos mais velhos. Isso garante que você consuma a comida antes que estrague.

- Uso de embalagens reutilizáveis:

Prefira o uso de recipientes reutilizáveis em vez de sacolas plásticas ou filme plástico descartável para armazenar restos de comida. Recipientes herméticos feitos de vidro ou plástico durável mantêm os alimentos seguros e reduzem seu impacto no meio ambiente.

Seguindo estas dicas para armazenar alimentos frescos, você pode prolongar sua vida útil, minimizar o desperdício de alimentos e desfrutar de refeições saudáveis e saborosas durante todo o ano.

Reduzir o desperdício de alimentos não é bom apenas para o meio ambiente, mas também para o seu bolso. Usando dicas e receitas criativas, você pode transformar as sobras e os ingredientes que estão no fundo da geladeira em refeições deliciosas. Aqui estão algumas ideias de receitas anti-desperdício para inspirar você:

- Sopa mista de legumes:

  Aproveite os legumes que estão começando a murchar na geladeira para fazer uma deliciosa sopa de legumes misturados. Corte-os em cubos e cozinhe-os em um caldo de legumes com ervas e temperos de sua preferência. Adicione feijões ou lentilhas para obter mais proteína. Você pode até adicionar arroz ou macarrão cozido para torná-la uma sopa mais forte.

- Salada de quinoa com restos de legumes:

  Pegue restos de vegetais cozidos ou crus, como cenoura, abobrinha, pimentão, brócolis e misture-os com quinoa cozida. Adicione algumas ervas frescas, como coentro ou salsa, e um leve vinagrete. Você também pode adicionar nozes ou sementes para obter mais crocância e nutrientes.

- Risoto com sobras de carne:

  Se sobrar carne cozida, como frango assado ou rosbife, você pode aproveitá-la para fazer um delicioso risoto. Frite a cebola e os alhos em azeite, junte o arroz para risotto e o caldo de legumes aos poucos mexendo até o arroz ficar cremoso. Em seguida acrescente o restante da carne picada e finalize com parmesão ralado e ervas frescas.

- Omelete com sobras de legumes e queijo:

Omeletes são uma ótima maneira de usar sobras de vegetais e queijo. Bata alguns ovos numa tigela, junte os legumes cortados em pequenos pedaços, o queijo ralado e tempere a gosto. Despeje a mistura em uma frigideira quente e cozinhe até que a omelete esteja firme. Sirva com uma salada verde para uma refeição equilibrada.

- Rabanada com sobras de pão:

Se você tem pão velho, não jogue fora! Use-o para fazer saborosas torradas francesas. Misture o leite, os ovos, o açúcar e a baunilha em uma tigela. Mergulhe as fatias de pão amanhecido nesta mistura e leve ao lume numa frigideira com um pouco de manteiga até dourar de ambos os lados. Sirva com frutas frescas ou xarope de bordo.

- Smoothie de frutas maduras:

Quando suas frutas começam a ficar bem maduras, elas são perfeitas para fazer smoothies. Misture com iogurte natural ou leite de amêndoa, adicione alguns cubos de gelo e bata tudo até ficar homogêneo. Você também pode adicionar sementes de chia ou vegetais verdes para obter mais nutrientes.

Essas receitas sem desperdício mostram que é possível fazer refeições saborosas com sobras e ingredientes que você já tem em casa. Além de reduzir o desperdício de alimentos, você economiza e dá asas à criatividade na cozinha. Portanto, sinta-se à vontade para experimentar e adaptar as receitas com base no que você tem em mãos.

Torrada francesa com sobras de pão

Ingredientes:

- 4 fatias de pão dormido
- 2 ovos
- 1/2 xícara (125ml) de leite
- 1 colher de açúcar
- 1 colher de chá de extrato de baunilha
- Uma pitada de sal
- Manteiga ou óleo para cozinhar
- Xarope de bordo, frutas frescas ou açúcar de confeiteiro para decorar (opcional)

Instruções:

1. Numa tigela grande, bata os ovos com o leite, o açúcar, a essência de baunilha e uma pitada de sal. Misture bem até obter uma mistura homogênea.

2. Coloque as fatias de pão em um prato raso e despeje a mistura de ovo e leite sobre elas. Deixe-os de molho por alguns minutos e depois vire-os para que absorvam bem o líquido dos dois lados.

3. Enquanto isso, aqueça uma frigideira em fogo médio e adicione manteiga ou óleo para cozinhar.

4. Coloque as fatias de pão encharcadas na frigideira quente e cozinhe por cerca de 2-3 minutos de cada lado, ou até dourar e ficar crocante.

5. Retire as fatias de torrada francesa da panela e coloque-as em um prato. Você pode mantê-los aquecidos em forno

pré-aquecido em fogo baixo enquanto cozinha o restante das fatias.

6. Repita com as fatias de pão restantes, adicionando manteiga ou óleo conforme necessário.

7. Depois que todas as fatias de rabanada estiverem prontas, sirva-as quentes com xarope de bordo, frutas frescas ou polvilhadas com açúcar de confeiteiro para um toque extra doce.

As sobras de rabanada são uma ótima maneira de reaproveitar o pão velho e fazer um delicioso café da manhã ou sobremesa. Esta receita simples e reconfortante é perfeita para manhãs preguiçosas ou depois de uma refeição gourmet. Aproveitar!

Capítulo 15: Especiarias e ervas aromáticas

As especiarias são ingredientes essenciais na cozinha, não só para dar sabor aos nossos pratos, mas também pelos seus inúmeros benefícios para a saúde. Aqui está uma visão geral das especiarias saudáveis mais comumente usadas e seus benefícios:

- Cúrcuma :

  Açafrão é um tempero amarelo brilhante que tem sido usado há séculos na culinária asiática. Contém um composto ativo chamado curcumina, que possui poderosas propriedades anti-inflamatórias e antioxidantes. A cúrcuma beneficia a saúde digestiva, o sistema imunológico e a saúde do cérebro. Pode ser usado para temperar pratos de arroz, sopas, curries e smoothies.

- Canela :

  A canela é uma especiaria quente e doce frequentemente associada a sobremesas, mas também pode ser usada em pratos salgados. A canela é rica em antioxidantes e tem propriedades anti-inflamatórias. Pode ajudar a regular o açúcar no sangue, melhorar a saúde do coração e apoiar a digestão. Adicione canela a cereais, compotas de fruta, batidos ou pratos de vegetais para um sabor delicioso.

- Ruivo :

  O gengibre é um tempero picante e aromático amplamente utilizado na culinária asiática. Possui propriedades anti-inflamatórias, antibacterianas e antioxidantes. O gengibre é benéfico para a digestão, alivia náuseas, saúde do coração e estimula o sistema imunológico. Use gengibre fresco ou em pó em marinadas, molhos, chás ou refogados.

- páprica:

A páprica é um tempero vermelho doce ou picante derivado do pimentão vermelho. É rico em vitamina C, antioxidantes e capsaicina, que podem ajudar a aumentar o metabolismo e reduzir a inflamação. A páprica adiciona um sabor levemente adocicado e defumado aos pratos. Pode ser usado em marinadas, ensopados, molhos e sopas.

- Cominho:

O cominho é um tempero popular na culinária do Oriente Médio e da Índia. Tem um sabor terroso e quente e é rico em antioxidantes. O cominho é benéfico para a digestão, saúde do coração e controle de peso. É freqüentemente usado em caril, pimenta, ensopados e pratos de vegetais.

- Coentro:

O coentro é uma erva aromática cujas sementes são usadas como tempero. Tem um sabor fresco e cítrico. O coentro é rico em vitaminas, minerais e antioxidantes. Também possui propriedades antibacterianas e anti-inflamatórias. Use sementes de coentro moídas para temperar pratos de arroz, caril, saladas e marinadas.

- Pimenta-caiena :

Pimenta caiena é um tempero quente derivado de pimentas vermelhas. Contém capsaicina, que pode ajudar a reduzir o apetite, aumentar o metabolismo e aliviar a dor. A pimenta caiena pode ser usada com moderação para adicionar calor a pratos como molhos, sopas, marinadas e pratos mexicanos.

Existem muitas outras especiarias saudáveis para descobrir e experimentar. Certifique-se de escolher especiarias de qualidade e guarde-as em um local fresco e escuro para preservar seu frescor e benefícios à saúde. Não hesite em adicionar estas especiarias às suas receitas para realçar o sabor dos seus pratos, beneficiando das suas propriedades nutricionais.

As ervas são ingredientes essenciais na cozinha, não só para dar sabor aos nossos pratos, mas também pelos seus inúmeros benefícios para a saúde. Aqui está uma visão geral das ervas aromáticas mais comumente usadas e seus benefícios:

* Salsinha :

  A salsa é uma erva versátil usada em muitas cozinhas ao redor do mundo. É rico em vitaminas, minerais e antioxidantes. A salsa tem propriedades anti-inflamatórias, digestivas e desintoxicantes. Pode ser usado como guarnição em saladas, sopas, massas e marinadas.

* Manjericão :

  O manjericão é uma erva aromática popular na culinária mediterrânea. Contém compostos benéficos como o linalol, que possui propriedades anti-inflamatórias e antibacterianas. O manjericão também é rico em antioxidantes. Pode ser usado fresco ou seco em saladas, molhos, pizzas e massas.

* Hortelã:

  A hortelã é uma erva refrescante e aromática frequentemente associada a sobremesas e bebidas. Tem propriedades antiespasmódicas e pode ajudar a aliviar problemas digestivos, como inchaço e náuseas. A menta pode ser usada para aromatizar bebidas, saladas de frutas, pratos de vegetais e molhos.

- Alecrim:

O alecrim é uma erva com um sabor intenso e amadeirado. Ele contém compostos antioxidantes que podem ajudar a proteger o corpo contra os danos dos radicais livres. O alecrim também é conhecido por suas propriedades estimulantes e que melhoram a memória. Pode ser usado fresco ou seco em marinadas, ensopados, pratos de carne e legumes assados.

- Tomilho:

O tomilho é uma erva aromática muito utilizada na cozinha mediterrânica. Contém compostos benéficos como o timol, que possui propriedades antissépticas e antioxidantes. O tomilho pode ajudar a estimular o sistema imunológico, aliviar a tosse e ajudar na digestão. É ideal em caçarolas, molhos, assados e sopas.

- Coentro:

O coentro é uma erva usada em muitas cozinhas ao redor do mundo. Tem um sabor característico, ligeiramente cítrico. O coentro é rico em vitaminas, minerais e antioxidantes. Também possui propriedades antibacterianas e anti-inflamatórias. Use folhas de coentro para temperar saladas, caril, marinadas e pratos de arroz.

- Cebolinha :

A cebolinha é uma erva aromática que dá um sabor levemente acebolado aos pratos. É rico em vitaminas A e C, além de minerais como potássio e cálcio. A cebolinha tem propriedades antioxidantes e pode ajudar a manter a saúde cardiovascular. É ideal para guarnecer saladas, sopas, omeletes e pratos de batata.

Existem muitas outras ervas aromáticas com seus próprios benefícios para a saúde. Não hesite em usá-los em suas receitas para adicionar sabor e aproveitar suas propriedades nutricionais. Seja adicionando salsa fresca aos seus pratos ou infundindo manjericão em um molho, as ervas são uma maneira fácil e deliciosa de melhorar sua dieta enquanto cuida de sua saúde.

As especiarias desempenham um papel vital na criação de sabores deliciosos e enriquecem os pratos. O uso de diferentes combinações de especiarias pode transformar pratos simples em verdadeiras obras-primas culinárias. Aqui estão alguns exemplos de combinações saborosas de especiarias:

- Mistura de especiarias para churrasco:

  Uma mistura de especiarias para churrasco normalmente inclui páprica, alho em pó, cebola em pó, cominho, pimenta caiena e açúcar mascavo. Essa combinação confere às carnes grelhadas um sabor defumado, picante e levemente adocicado.

- Mistura de especiarias de caril:

  Uma mistura de curry pode conter açafrão, cominho, coentro, gengibre, canela, cravo e pimenta. Esta combinação confere um sabor complexo e picante aos pratos de caril, sejam eles vegetarianos ou à base de carne.

- Mistura de especiarias Tagine:

Uma mistura de especiarias tagine geralmente inclui açafrão, cominho, gengibre, canela, páprica e açafrão. Essa combinação confere aos tagines um sabor quente, perfumado e levemente adocicado, característico da culinária norte-africana.

- Mistura de especiarias italianas:

Uma mistura de especiarias italianas pode incluir manjericão, orégano, alecrim, tomilho, alho em pó e pimenta-do-reino. Esta combinação clássica é perfeita para massas, molhos de tomate, pizzas e legumes assados.

- Mistura de especiarias de pimentão:

Uma mistura de pimenta normalmente inclui pimenta em pó, cominho, páprica, orégano, alho em pó e pimenta caiena. Essa combinação dá ao chili um sabor picante, defumado e levemente adocicado.

- Mistura de especiarias de peixe:

Uma mistura de especiarias para peixe pode conter páprica, pimenta caiena, alho em pó, salsa seca, sal e pimenta. Esta combinação realça o sabor natural do peixe, dando-lhe um leve toque de especiarias.

Existem muitas outras combinações saborosas de especiarias para descobrir e experimentar. O uso dessas misturas de especiarias pode adicionar profundidade, complexidade e sabor aos seus pratos. Sinta-se livre para ajustar as quantidades de acordo com suas preferências pessoais. Divirta-se criando suas próprias misturas únicas de especiarias para impressionar seus convidados e transformar suas refeições em verdadeiros banquetes gourmet.

Há também benefícios para a saúde em usar especiarias em sua cozinha. Muitas especiarias são ricas em antioxidantes, vitaminas e minerais. Por exemplo, o açafrão é conhecido por suas propriedades anti-inflamatórias, o gengibre pode ajudar a aliviar problemas digestivos e o cominho é uma excelente fonte de ferro. Ao incorporar combinações de temperos salgados em suas receitas, você não apenas adiciona sabor, mas também obtém os benefícios à saúde que esses temperos proporcionam.

Saborosas combinações de especiarias podem transformar seus pratos em verdadeiras delícias culinárias. Explore diferentes combinações de especiarias para atender aos seus gostos e preferências e sinta-se à vontade para experimentar novos sabores. Seja para pratos picantes, doces, mediterrâneos ou asiáticos, os temperos são uma maneira fantástica de adicionar sabor e benefícios à saúde em suas receitas. Então, abra seus armários de temperos, deixe sua criatividade correr solta e desfrute de pratos deliciosos e saborosos!

Peito de frango grelhado com especiarias e ervas aromáticas

Ingredientes:

- 2 peitos de frango
- 2 colheres de sopa de azeite
- 1 colher de chá de páprica
- 1 colher de chá de cominho moído
- 1 colher de chá de alho em pó
- 1 colher de chá de tomilho seco
- 1 colher de chá de alecrim seco
- Sal e pimenta a gosto

Instruções:

1. Em uma tigela, misture o azeite, a páprica, o cominho, o alho em pó, o tomilho, o alecrim, o sal e a pimenta. Esta preparação será a marinada para o frango.

2. Coloque os peitos de frango em um saco de congelamento que pode ser fechado novamente ou em um prato raso. Despeje a marinada sobre o frango e certifique-se de que esteja bem coberto por todos os lados. Deixe marinar por pelo menos 30 minutos, ou idealmente por algumas horas na geladeira.

3. Pré-aqueça sua grelha ou churrasqueira em fogo médio-alto.

4. Assim que a grelha estiver quente, retire os peitos de frango da marinada e sacuda o excesso de líquido.

5. Coloque os peitos de frango na grelha quente e cozinhe por cerca de 6-8 minutos de cada lado, ou até ficarem bem cozidos e atingirem uma temperatura interna de 75°C.

6. Retire os peitos de frango da grelha e deixe-os descansar por alguns minutos antes de cortar.

7. Sirva os peitos de frango grelhados com uma guarnição de ervas frescas como salsa, coentro ou hortelã. Pode ainda acompanhar o frango com legumes grelhados ou uma salada verde para uma refeição completa e saudável.

Esta receita de peito de frango grelhado com especiarias e ervas aromáticas é saborosa e cheia de sabor. Especiarias e ervas dão um toque de sabor e calor ao frango, enquanto grelhar ajuda a manter sua maciez. Delicie-se com este prato saudável e delicioso!

Capítulo 16: Refeições Rápidas e Balanceadas

A vida pode ser agitada às vezes e é importante ter ideias de refeições rápidas e fáceis de preparar, sem comprometer a qualidade da nossa dieta. Aqui estão algumas opções de refeições rápidas e saudáveis para dias agitados:

- Saladas Refeições:

  As saladas de refeição são refeições completas e equilibradas que podem ser preparadas em minutos. Você pode começar com uma base de verduras, como alface, espinafre ou couve, e depois adicionar proteínas como frango grelhado, camarão ou legumes. Em seguida, adicione vegetais coloridos, sementes, nozes e um molho leve para completar a refeição. As saladas de refeição são nutritivas, versáteis e podem ser adaptadas aos seus gostos e preferências.

- Wraps e sanduíches:

  Wraps e sanduíches são opções de refeições rápidas e portáteis. Use tortilhas ou pão integral para a base, depois adicione vegetais frescos, proteínas magras como peru ou frango e um molho leve ou pasta saudável. Você também pode adicionar abacate fatiado, queijo com baixo teor de gordura ou vegetais em conserva para dar um sabor extra. Wraps e sanduíches são ótimos para almoços ou jantares rápidos quando você está em movimento.

- Quinoa ou tigelas de arroz:

  As tigelas de quinoa ou arroz são rápidas de preparar e são uma refeição completa de um prato. Cozinhe quinoa ou arroz integral de acordo com as instruções e adicione uma variedade de vegetais, proteínas e molhos. Você pode usar legumes cozidos ou crus, feijão, tofu, salmão ou frango grelhado. Tempere com especiarias, ervas frescas e molhos leves para criar sabores deliciosos. As tigelas de quinoa ou arroz são personalizáveis e permitem que você combine seus ingredientes favoritos.

- Omeletes ou ovos mexidos:

Os ovos são uma excelente fonte de proteína e podem ser preparados rapidamente para uma refeição nutritiva. Você pode preparar uma omelete misturando os ovos com legumes picados, como pimentão, cogumelos e espinafre, e depois cozinhá-los em uma frigideira antiaderente. Adicione ervas frescas, queijo com baixo teor de gordura ou abacate como guarnição. Ovos mexidos também são uma opção rápida e deliciosa. Sirva-os com uma fatia de pão integral e fruta fresca para uma refeição completa.

- Tigelas de sopa:

As tigelas de sopa podem ser uma opção reconfortante e rápida para dias corridos. Você pode fazer sopa caseira com antecedência e guardá-la na geladeira ou no freezer para uso posterior. Sopas feitas de vegetais, legumes ou frango oferecem uma variedade de nutrientes e podem ser facilmente reaquecidas quando você estiver com pouco tempo. Acompanhe a sopa com uma fatia de pão integral ou uma salada verde para uma refeição equilibrada.

Ao planejar refeições rápidas para dias agitados, considere incorporar uma variedade de alimentos coloridos e nutritivos para obter uma dieta equilibrada. Use ingredientes frescos, proteínas magras, vegetais, frutas, grãos integrais e fontes de gordura saudáveis. Também agende um horário para fazer compras e preparar as refeições com antecedência, sempre que possível, para facilitar o preparo de refeições rápidas.

Opções de refeições rápidas para dias agitados não exigem comprometer a qualidade de sua dieta. Com um pouco de planejamento e criatividade, você pode preparar refeições saudáveis, deliciosas e rápidas que o ajudarão a se manter nutrido e energizado mesmo nos dias mais agitados.

Preparar as refeições com antecedência é uma estratégia eficaz para economizar tempo, poupar energia e manter uma alimentação saudável, mesmo nos dias de maior movimento. Aqui estão algumas dicas e benefícios de preparar as refeições com antecedência:

- Planejamento de refeições:

  O primeiro passo para preparar as refeições com antecedência é planejar as refeições para a semana seguinte. Aproveite para fazer uma lista dos pratos que pretende preparar, tendo em conta as suas preferências alimentares, os seus horários e os ingredientes disponíveis. Ao planejar com antecedência, você pode garantir que todas as refeições sejam balanceadas, nutritivas e variadas.

- Vai fazer compras :

  Depois de estabelecer seu plano de refeições, faça uma lista de compras abrangente com base nos ingredientes necessários. Faça as compras todas de uma vez para evitar idas frequentes ao supermercado. Certifique-se de escolher ingredientes frescos e de qualidade para preparar refeições saudáveis e deliciosas.

- Preparando os ingredientes:

  Ao chegar em casa das compras, reserve um tempo para preparar os ingredientes com antecedência. Lavar e cortar legumes, cortar carne e peixe, cozinhar legumes e cereais, etc. Ao preparar os ingredientes com antecedência, você economizará um tempo valioso na preparação das refeições diárias.

- Cozimento em lote:

Uma técnica comum para preparar refeições com antecedência é cozinhar em grandes lotes e dividir as porções para várias refeições. Por exemplo, você pode preparar uma grande quantidade de sopa, curry ou ensopado e dividi-los em porções individuais para congelar. Quando estiver com pouco tempo, basta retirar uma porção do congelador e reaquecê-la.

- Organização das refeições:

Depois de preparar os ingredientes e preparar as refeições em lotes, organize-os convenientemente em recipientes herméticos. Etiquete os recipientes com os nomes dos pratos e a data de preparo. Isso facilitará a escolha das refeições e evitará o desperdício de alimentos.

- Uso de recipientes adequados:

Invista em recipientes de armazenamento de qualidade, como latas de vidro ou recipientes de plástico reutilizáveis sem BPA. Eles ajudam a conservar as refeições por mais tempo e facilitam o reaquecimento no micro-ondas ou no forno.

Agora, vamos ver os benefícios de preparar as refeições com antecedência:

- Economia de tempo:

Preparar as refeições com antecedência economiza um tempo valioso, evitando cozinhar do zero todos os dias. Pode dedicar um ou dois dias por semana à preparação das refeições e poupar várias horas por dia.

- Controle de qualidade de alimentos:

Ao preparar você mesmo suas refeições, você tem total controle sobre os ingredientes utilizados. Você pode escolher alimentos frescos e de alta qualidade e evitar aditivos ou conservantes indesejados nas refeições preparadas.

- Economia financeira:

Preparar as refeições com antecedência pode ajudar você a economizar dinheiro. Ao comprar ingredientes a granel e evitar comida para viagem ou restaurantes, você pode reduzir suas despesas com alimentação.

- Dieta saudável e equilibrada:

Ao preparar suas refeições com antecedência, você tem controle sobre as escolhas alimentares. Você pode garantir que cada refeição seja equilibrada em termos de proteínas, carboidratos, gorduras, vitaminas e minerais essenciais.

- Redução do estresse:

Preparar as refeições com antecedência elimina o estresse de decidir o que cozinhar a cada dia. Você ficará tranquilo sabendo que tem refeições saudáveis prontas para comer, mesmo em dias agitados.

- Melhor controle de peso:

Ao preparar suas refeições com antecedência, você pode controlar as porções e os ingredientes utilizados, o que pode ajudar a controlar melhor o peso. Você pode escolher alimentos com poucas calorias, ricos em nutrientes e adaptados às suas necessidades nutricionais.

Preparar as refeições com antecedência é uma estratégia eficaz para manter uma alimentação saudável, mesmo quando você está ocupado. Economiza tempo, dinheiro e energia, garantindo refeições balanceadas e nutritivas. Ao planejar refeições, preparar ingredientes com antecedência e cozinhar em lotes, você pode colher os benefícios da preparação de refeições com antecedência e facilitar sua vida diária.

O almoço pode ser uma refeição difícil de administrar quando você está ocupado, seja no trabalho, na escola ou em trânsito. No entanto, reservar um tempo para comer uma refeição saudável e balanceada é a chave para manter a energia e o foco ao longo do dia. Aqui estão algumas ideias para almoços rápidos, fáceis e nutritivos:

- Saladas de pote:

  Faça saladas em jarras colocando os ingredientes em camadas em uma jarra de vidro. Comece com o molho na parte inferior, depois adicione legumes crocantes, proteínas como frango grelhado ou grão de bico e, finalmente, folhas de salada. Na hora de comer, agite o pote para misturar bem os ingredientes e despeje a salada em uma tigela. Isso permite que você desfrute de uma salada fresca e colorida onde quer que esteja.

- Wraps e sanduíches:

  Faça wraps ou sanduíches saudáveis com pães integrais ou tortilhas. Adicione proteína magra como peru ou frango, legumes frescos, abacate fatiado e um molho leve para dar sabor extra. Embrulhe-os individualmente para facilitar a viagem.

- Quinoa ou tigelas de arroz:

Prepare tigelas de quinoa ou arroz com antecedência, adicionando vegetais cozidos, proteínas como tofu ou feijão, ervas frescas e molhos leves. As tigelas podem ser consumidas frias ou reaquecidas no micro-ondas. Eles oferecem uma combinação equilibrada de nutrientes e sabores.

- Sopas e ensopados:

Prepare um grande lote de sopa ou sopa no fim de semana e divida em porções individuais para levar. Opte por receitas à base de vegetais, lentilhas ou leguminosas para obter mais fibras e proteínas. Basta reaquecer a sopa no micro-ondas ou no escritório para uma refeição quente e reconfortante.

- Saladas de massa:

Faça saladas frias de macarrão com macarrão integral, vegetais frescos, proteínas como atum enlatado ou frango grelhado e um molho leve. As saladas de macarrão são deliciosas e podem ser preparadas com antecedência para várias refeições.

- Tigelas de smoothie:

Faça tigelas de smoothie usando frutas congeladas, iogurte grego, vegetais verdes como espinafre ou couve e coberturas saudáveis como nozes, sementes ou frutas frescas. As tigelas de smoothie são densas em nutrientes, refrescantes e fáceis de levar para qualquer lugar.

- Lancheiras balanceadas:

Prepare lancheiras balanceadas com uma combinação de vegetais frescos, proteínas magras, grãos integrais e frutas. Você pode incluir palitos vegetarianos com um molho leve, minissanduíches, cubos de queijo, frutas cortadas e nozes. Isso permite compor uma refeição variada e completa.

O truque para almoços em movimento é planejar com antecedência e preparar as refeições em lotes. Você pode reservar um tempo de fim de semana para preparar várias porções das receitas mencionadas acima e guardá-las na geladeira por vários dias. Isso permitirá que você economize tempo e coma de forma saudável, mesmo quando estiver com pressa. Não se esqueça de incluir alimentos de diferentes categorias nutricionais para um almoço equilibrado e energizante.

Almoços em movimento não precisam sacrificar a qualidade nutricional. Com um pouco de planejamento e preparação, você pode fazer refeições saudáveis, deliciosas e fáceis de levar para qualquer lugar. Experimente diferentes combinações de ingredientes e encontre os que funcionam melhor para você. Você ficará surpreso com a variedade e o sabor que pode incluir em seus almoços para viagem, mantendo uma dieta balanceada.

Salada de macarrão e atum

Ingredientes:

- 250g de macarrão integral
- 1 lata de atum enlatado (cerca de 150 g), escorrido
- 1/2 pepino, em cubos
- 1/2 pimentão vermelho, em cubos
- 1/2 cebola roxa, finamente picada
- 1/4 xícara de azeitonas pretas sem caroço, fatiadas
- 1/4 xícara de alcaparras (opcional)
- 2 colheres de sopa de salsa fresca, picada
- Suco de um limão
- 2 colheres de sopa de azeite extra virgem
- Sal e pimenta a gosto

Instruções:

1. Cozinhe a massa conforme as instruções da embalagem. Certifique-se de não cozinhá-los demais para que fiquem al dente. Escorra a massa e passe por água fria para parar a cozedura. Livro.

2. Em uma saladeira grande, misture o atum em lascas, o pepino, o pimentão vermelho, a cebola roxa, as azeitonas pretas, as alcaparras (se desejar) e a salsa fresca.

3. Adicione o macarrão cozido à tigela e misture delicadamente para combinar todos os ingredientes.

4. Em uma tigela pequena, misture o suco de limão, o azeite, o sal e a pimenta. Despeje este molho sobre a salada de macarrão e misture bem para cobrir todos os ingredientes.

5. Prove e ajuste o tempero se necessário.

6. Coloque a salada de macarrão na geladeira por pelo menos 30 minutos para permitir que os sabores se misturem.

7. Antes de servir, você pode decorar a salada de macarrão com um pouco mais de salsa fresca.

Esta salada de massa integral com atum é uma opção saudável e deliciosa para uma refeição leve. A massa de trigo integral fornece fibras e nutrientes, enquanto o atum fornece proteínas e ácidos graxos ômega-3. Legumes frescos adicionam cor, textura e vitaminas à salada. Saboreie-o como prato principal ou como acompanhamento das suas refeições. Aproveite sua comida !

Capítulo 17: Alimentos Fermentados

Alimentos fermentados cresceram em popularidade nos últimos anos devido a seus muitos benefícios para a saúde. A fermentação é um processo natural no qual os açúcares presentes nos alimentos são transformados por bactérias ou leveduras benéficas, criando uma grande variedade de compostos benéficos para o nosso corpo. Aqui estão alguns dos benefícios dos alimentos fermentados:

- Melhora da digestão:

  Alimentos fermentados contêm probióticos, que são microorganismos vivos que são benéficos para o nosso sistema digestivo. Esses probióticos ajudam a restaurar o equilíbrio da flora intestinal, promovendo o crescimento de bactérias boas e inibindo o crescimento de bactérias ruins. Pode melhorar a digestão, reduzir distúrbios intestinais, como inchaço, gases e constipação, e estimular o sistema imunológico.

- Aumento da biodisponibilidade de nutrientes:

  A fermentação ajuda a quebrar os nutrientes dos alimentos, facilitando a absorção pelo nosso corpo. Por exemplo, fermentar grãos integrais, como pão de fermento, torna minerais como ferro e zinco mais biodisponíveis. Da mesma forma, a fermentação de vegetais pode aumentar o teor de vitaminas e antioxidantes.

- Redução de alergias e intolerâncias alimentares:

  Alguns alimentos fermentados, como kefir ou chucrute, contêm enzimas que ajudam a quebrar proteínas alergênicas e carboidratos complexos, o que pode reduzir reações alérgicas e sintomas de intolerância alimentar. Além disso, os probióticos encontrados em alimentos fermentados podem estimular o sistema imunológico, o que pode ajudar a reduzir as reações inflamatórias.

- Apoio à saúde mental:

Existe uma conexão estreita entre nosso intestino e nosso cérebro, muitas vezes chamada de eixo intestino-cérebro. Os probióticos encontrados em alimentos fermentados podem impactar positivamente nossa saúde mental, melhorando o equilíbrio dos neurotransmissores e reduzindo a inflamação no cérebro. Estudos demonstraram que comer alimentos fermentados regularmente pode ajudar a reduzir a ansiedade, a depressão e o estresse.

- Fortalecimento do sistema imunológico:

Alimentos fermentados, como missô, kimchi e iogurte, são ricos em probióticos que estimulam nosso sistema imunológico. Os probióticos ajudam a regular a inflamação, fortalecem as barreiras intestinais e estimulam a produção de anticorpos, o que pode nos ajudar a nos defender melhor contra infecções e doenças.

- Melhor absorção de antioxidantes:

Alguns alimentos fermentados, como tempeh ou natto, contêm enzimas que ajudam a liberar antioxidantes encontrados nos alimentos, como isoflavonas e vitamina K2. Esses antioxidantes são importantes para proteger nossas células contra danos oxidativos e para apoiar a saúde cardiovascular e óssea.

Os alimentos fermentados oferecem muitos benefícios à saúde, incluindo melhorar a digestão, aumentar a biodisponibilidade de nutrientes, reduzir alergias alimentares, apoiar a saúde mental, estimular o sistema imunológico e melhorar a absorção de antioxidantes. Incorporar alimentos fermentados em sua dieta pode ajudar a melhorar seu bem-estar geral. Sinta-se à vontade para experimentar uma variedade de alimentos fermentados para colher seus benefícios à saúde.

Os laticínios fermentados não são apenas deliciosos, mas também uma excelente fonte de nutrientes essenciais e probióticos que beneficiam nosso bem-estar. Aqui estão os benefícios dos iogurtes e kefirs caseiros em detalhes:

- Rico em probióticos:

  Iogurtes e kefirs caseiros estão cheios de probióticos, que são microrganismos vivos que beneficiam nosso sistema digestivo. Estes probióticos ajudam a manter um equilíbrio saudável da flora intestinal, promovendo assim uma melhor digestão, fortalecendo o nosso sistema imunitário e contribuindo para o nosso bem-estar geral.

- Controle de ingredientes:

  Ao preparar seus iogurtes e kefirs em casa, você tem total controle sobre os ingredientes utilizados. Você pode escolher leite orgânico de qualidade sem aditivos prejudiciais. Além disso, você pode evitar a adição de açúcar refinado, adoçantes artificiais ou corantes, tornando seus produtos lácteos fermentados muito mais saudáveis e naturais.

- Adaptabilidade de sabor:

  Uma das grandes coisas sobre iogurtes e kefirs caseiros é a capacidade de personalizá-los ao seu gosto. Você pode adicionar frutas frescas, sementes, nozes, especiarias ou até mesmo mel para criar combinações de sabores únicas.

Isso permite uma variedade infinita de delícias criativas, adaptadas ao seu gosto pessoal.

- Economia financeira:

Preparar seus iogurtes e kefirs em casa pode economizar dinheiro a longo prazo. Os ingredientes básicos necessários para prepará-los são acessíveis e você evita os altos custos dos produtos comerciais. Além disso, você pode reutilizar parte do seu iogurte ou grãos de kefir para fazer novos lotes, reduzindo o desperdício de alimentos.

- Prazo de validade mais longo:

Os iogurtes e kefirs caseiros têm uma vida útil mais longa do que os produtos comprados em lojas. Você pode ajustar o grau de fermentação de acordo com suas preferências e controlar a textura e a consistência dos produtos acabados. Além disso, você pode guardar algumas de suas culturas de kefir ou iogurte para uso posterior, garantindo uma fonte contínua de deliciosos produtos fermentados.

- Alternativa para intolerâncias alimentares:

Pessoas com intolerância à lactose ou alergias ao leite de vaca também podem se beneficiar de iogurtes e kefirs caseiros. Ao usar leite vegetal, como amêndoa, soja ou leite de coco, você pode fazer versões não lácteas dessas delícias fermentadas, fornecendo uma alternativa saborosa e saudável.

- Contribuição nutricional:

Os iogurtes e kefirs caseiros são ricos em nutrientes essenciais como cálcio, proteínas e vitaminas do complexo B. São uma excelente fonte de energia e podem ser consumidos ao pequeno-almoço, lanche ou como sobremesa para ajudar a manter uma alimentação saudável, equilibrada e nutritiva dieta.

Iogurtes e kefirs caseiros oferecem muitos benefícios à saúde. São ricos em probióticos, permitem controlar os ingredientes utilizados, oferecem uma grande variedade de sabores, ajudam a poupar dinheiro, têm uma vida útil mais longa e são adequados até para pessoas com intolerâncias alimentares. Ao adicionar esses deliciosos produtos lácteos fermentados à sua dieta, você pode se beneficiar de sua contribuição para uma digestão saudável, um sistema imunológico fortalecido e bem-estar geral. Então, embarque na aventura dos iogurtes e kefirs caseiros e aproveite todas as vantagens que eles oferecem.

Legumes e kimchi fermentados com leite não são apenas deliciosos, mas também oferecem muitos benefícios à saúde. Aqui estão alguns dos benefícios:

- Probióticos naturais:

  Legumes fermentados com leite e kimchi são ricos em probióticos naturais. A fermentação láctica promove o crescimento de bactérias benéficas para nossa microbiota intestinal, o que contribui para uma melhor digestão, absorção ideal de nutrientes e um sistema imunológico fortalecido. Os probióticos também ajudam a manter o equilíbrio da flora intestinal e podem reduzir o risco de certas doenças digestivas.

- Melhora da digestão:

  A fermentação do ácido lático presente nos vegetais fermentados com leite e no kimchi ajuda a quebrar os carboidratos complexos, fibras e proteínas encontrados nos vegetais. Isso ajuda na digestão e pode aliviar sintomas como inchaço e gases. Ao consumir regularmente vegetais e kimchi fermentados com leite, você pode promover uma digestão saudável e regular.

- Ingestão de vitaminas e minerais:

Legumes e kimchi fermentados com leite retêm seus nutrientes essenciais durante o processo de fermentação. São ricos em vitaminas, principalmente vitamina C, vitamina K e vitaminas do complexo B. Além disso, contêm minerais como cálcio, potássio e magnésio. A inclusão de vegetais lacto-fermentados em sua dieta permite que você se beneficie de uma maior ingestão de vitaminas e minerais essenciais.

- Antioxidantes e propriedades anti-inflamatórias:

Legumes e kimchi fermentados com leite são ricos em antioxidantes, que ajudam a neutralizar os radicais livres em nosso corpo e a prevenir danos às células. Certos vegetais usados na preparação do kimchi, como repolho fermentado, também são conhecidos por suas propriedades anti-inflamatórias. O consumo regular de vegetais lacto-fermentados e kimchi pode, portanto, ajudar a reduzir a inflamação no corpo e promover a saúde geral.

- Fortalecimento do sistema imunológico:

Os probióticos presentes nos vegetais lactofermentados e no kimchi ajudam a fortalecer nosso sistema imunológico promovendo o equilíbrio de nossa flora intestinal. Uma microbiota intestinal saudável é essencial para uma resposta imunológica ideal e uma melhor resistência a infecções. Ao incluir vegetais lacto-fermentados e kimchi em sua dieta, você pode apoiar seu sistema imunológico e promover uma saúde geral mais forte.

- Digestibilidade melhorada:

A fermentação láctica dos vegetais torna os nutrientes mais facilmente assimilados pelo nosso organismo. Isso significa que vegetais e kimchi fermentados com lacto são geralmente mais bem tolerados por pessoas com sensibilidade digestiva ou distúrbios gastrointestinais. Se você tiver problemas para digerir certos vegetais crus, a fermentação láctica pode ajudar a melhorar sua digestibilidade e reduzir os sintomas desagradáveis.

- Variedade de sabores:

Legumes fermentados com leite e kimchi oferecem uma grande variedade de sabores. De repolho fermentado temperado com kimchi a picles lacto-fermentados crocantes, há algo para todos. Você também pode experimentar adicionar temperos, ervas ou outros vegetais para criar combinações de sabores únicos. Legumes e kimchi fermentados com leite podem, portanto, trazer diversidade à sua dieta e tornar suas refeições mais emocionantes e saborosas.

Legumes fermentados com leite e kimchi são adições deliciosas e saudáveis à nossa dieta. Seu alto teor de probióticos, vitaminas, minerais e antioxidantes os torna alimentos benéficos para a saúde digestiva, imunológica e geral. Ao incluir esses alimentos em sua dieta, você pode colher muitos benefícios para o seu bem-estar. Sinta-se à vontade para experimentar diferentes receitas de vegetais lactofermentados e kimchi para descobrir novos sabores e aproveitar seus benefícios para o corpo.

Salada de chucrute

Ingredientes:

- 2 xícaras de chucrute fermentado
- 1 cenoura ralada
- 1 cebola roxa pequena, bem picada
- 2 colheres de sopa de vinagre de maçã
- 1 colher de mel
- 2 colheres de sopa de azeite extra virgem
- 1 colher de sopa de mostarda Dijon
- Sal e pimenta a gosto
- Salsa fresca picada para decorar (opcional)

Instruções:

1. Em uma saladeira grande, misture o chucrute fermentado, a cenoura ralada e a cebola roxa picada.

2. Em uma tigela pequena, prepare o vinagrete combinando o vinagre de maçã, mel, azeite, mostarda Dijon, sal e pimenta. Misture bem até obter uma consistência homogênea.

3. Despeje o vinagrete sobre o chucrute e os legumes e misture delicadamente para cobrir todos os ingredientes.

4. Deixe a salada de chucrute descansar na geladeira por pelo menos 30 minutos para permitir que os sabores se desenvolvam.

5. Antes de servir, decore a salada de chucrute com salsa fresca picada para adicionar frescura.

Esta salada de chucrute é uma maneira deliciosa de incorporar alimentos fermentados em sua dieta. O chucrute fermentado é rico em probióticos, que auxiliam na saúde digestiva. A combinação de chucrute, cenoura e cebola roxa proporciona uma textura crocante e sabores contrastantes. O molho adiciona um toque de doçura e tempero. Pode apreciar esta salada como acompanhamento de uma refeição ou como um prato leve e refrescante. Aproveite sua comida !

Capítulo 18: Superalimentos Nutritivos

Os superalimentos são alimentos particularmente ricos em nutrientes, o que os torna excelentes escolhas para melhorar nossa saúde e bem-estar. Aqui estão alguns dos superalimentos mais populares e seus benefícios:

* Bagas:

  Bagas como mirtilos, morangos, framboesas e amoras são ricas em antioxidantes, fibras e vitaminas. Os antioxidantes encontrados nas bagas ajudam a neutralizar os radicais livres e a prevenir danos às células. A fibra promove uma digestão saudável e as vitaminas fortalecem nosso sistema imunológico.

* Vegetais de folhas verdes:

  Vegetais de folhas verdes como espinafre, couve, rúcula e acelga são uma excelente fonte de vitaminas, minerais e fibras. Eles são ricos em ferro, cálcio, vitamina C e vitamina K. Esses vegetais verdes promovem a saúde dos ossos e fortalecem nosso sistema imunológico.

* Sementes de chia:

  As sementes de chia são ricas em fibras, proteínas, ácidos graxos ômega-3 e antioxidantes. Eles ajudam a regular o açúcar no sangue, promovem a saciedade e apoiam a saúde cardiovascular. As sementes de chia também são uma excelente fonte de energia duradoura.

* Quinoa :

A quinoa é um grão sem glúten que é uma fonte de proteína completa, o que significa que contém todos os aminoácidos essenciais. A quinoa também é rica em fibras, ferro, magnésio e vitaminas do complexo B. É de fácil digestão e contribui para uma alimentação saudável e equilibrada.

- Advogado :

O abacate é uma excelente fonte de gorduras saudáveis, ácidos graxos monoinsaturados e vitaminas. Ajuda a diminuir o colesterol, promover a saciedade e manter um coração saudável. Além disso, o abacate é rico em fibras, antioxidantes e potássio.

- Cúrcuma :

A cúrcuma é uma especiaria com propriedades anti-inflamatórias e antioxidantes. Ele contém um composto ativo chamado curcumina, que pode ajudar a reduzir a inflamação no corpo. Açafrão também é usado por seus benefícios digestivos e capacidade de estimular o sistema imunológico.

- Linhaça:

As sementes de linhaça são ricas em fibras, ácidos graxos ômega-3 e lignanas, que são compostos antioxidantes. As sementes de linhaça podem ajudar na saúde cardiovascular, na regulação do açúcar no sangue e na saúde intestinal.

- Spirulina:

Spirulina é uma alga verde-azulada que é uma excelente fonte de proteínas, vitaminas, minerais e antioxidantes. Também é rico em ferro e ácidos graxos essenciais. A espirulina pode ajudar a apoiar o sistema imunológico, aumentar os níveis de energia e promover uma pele saudável.

- Cacau cru:

O cacau cru é uma excelente fonte de antioxidantes, magnésio e ferro. Pode ajudar a melhorar o humor, reduzir o estresse e aumentar a produção de serotonina, também conhecida como o hormônio da felicidade. O cacau cru também é usado por suas propriedades anti-inflamatórias e cardiovasculares.

- Nozes e sementes:

Nozes e sementes, como amêndoas, castanha de caju, sementes de girassol e sementes de abóbora, são ricas em gorduras saudáveis, proteínas, fibras e vitaminas. Contribuem para uma alimentação equilibrada, saciedade e manutenção de um peso saudável.

Esses superalimentos são adições maravilhosas a uma dieta balanceada e podem ajudar a melhorar nossa saúde geral. Ao incorporá-los regularmente em nossas refeições e combiná-los com outros alimentos saudáveis, podemos maximizar seus benefícios para o corpo e a mente. Sinta-se à vontade para experimentar esses superalimentos em suas receitas e colher todos os benefícios que eles têm a oferecer.

Os superalimentos são alimentos que se destacam pela sua alta densidade nutricional, o que significa que são ricos em nutrientes essenciais para a nossa saúde. Aqui estão alguns dos benefícios dos superalimentos:

- Alta ingestão de nutrientes:

Os superalimentos são extremamente ricos em vitaminas, minerais, antioxidantes e outros compostos benéficos para o nosso corpo. Eles fornecem uma ampla gama de nutrientes essenciais que contribuem para o bom funcionamento do nosso corpo.

- Fortalecimento do sistema imunológico:

Os superalimentos costumam ser ricos em antioxidantes, que ajudam a neutralizar os radicais livres e a estimular nosso sistema imunológico. Um sistema imunológico forte é essencial para prevenir doenças e manter uma boa saúde.

- Proteção contra doenças crônicas:

Os superalimentos são conhecidos por sua capacidade de reduzir o risco de doenças crônicas, como doenças cardiovasculares, diabetes tipo 2 e certos tipos de câncer. Suas propriedades antioxidantes, anti-inflamatórias e fitoquímicas ajudam a proteger nossas células e prevenir danos oxidativos.

- Apoio à Saúde Cardiovascular:

Certos superalimentos, como frutas vermelhas, abacates, nozes e sementes, são benéficos para a saúde cardiovascular. Eles podem ajudar a diminuir o colesterol LDL, manter a pressão arterial dentro de níveis saudáveis e melhorar a função vascular.

- Controle de peso:

Os superalimentos costumam ser ricos em fibras, proteínas e gorduras saudáveis, que promovem a saciedade e podem ajudar a controlar o apetite. Eles também podem ajudar a manter um peso saudável, fornecendo nutrientes essenciais sem adicionar muitas calorias vazias.

- Melhora da digestão:

Alguns superalimentos, como vegetais de folhas verdes, sementes de chia e sementes de linho, são ricos em fibras. A fibra dietética promove uma digestão saudável, regula o movimento intestinal e pode ajudar a prevenir problemas digestivos, como constipação.

- Apoio à saúde do cérebro:

Alguns superalimentos, como peixes oleosos, nozes e sementes, são ricos em ácidos graxos ômega-3. Os ácidos graxos ômega-3 são essenciais para a saúde do cérebro e podem ajudar a melhorar a memória, a concentração e a função cognitiva.

- Beleza e saúde da pele:

Certos superalimentos, como bagas, frutas cítricas, abacates e sementes de chia, são ricos em antioxidantes e vitaminas que promovem uma pele saudável. Eles podem ajudar a reduzir os sinais de envelhecimento, melhorar a elasticidade da pele e promover uma tez brilhante.

- Energia e vitalidade:

Os superalimentos são ricos em nutrientes que fornecem energia duradoura e sustentada. Eles podem ajudar a combater a fadiga, aumentar o metabolismo e melhorar o desempenho físico e mental.

- Saúde digestiva:

Certos superalimentos, como iogurtes probióticos, kefir e vegetais lacto-fermentados, promovem uma flora intestinal saudável e uma digestão ideal. Eles são ricos em probióticos, que são microorganismos benéficos para a saúde digestiva.

Os superalimentos oferecem muitos benefícios para a nossa saúde e bem-estar. Seu consumo regular pode nos ajudar a manter um peso saudável, fortalecer nosso sistema imunológico, prevenir doenças crônicas e promover uma digestão ideal. Ao incorporar uma variedade de superalimentos em nossa dieta diária, podemos maximizar os benefícios para nossos corpos e melhorar nossa qualidade de vida em geral. Sinta-se à vontade para explorar e experimentar esses superalimentos para descobrir novos sabores e colher todos os benefícios que eles têm a oferecer.

Os superalimentos são alimentos repletos de nutrientes essenciais para a nossa saúde, mas é igualmente importante incorporá-los de forma equilibrada em nossa dieta geral. Aqui estão algumas dicas para integrar os superalimentos de forma ideal:

- Diversifique sua alimentação:

  Os superalimentos vêm em uma variedade de categorias, incluindo vegetais, frutas, sementes, nozes, legumes, peixes gordurosos e grãos integrais. Ao diversificar sua dieta e incluir uma variedade de superalimentos, você pode garantir uma ampla variedade de nutrientes.

- Priorize alimentos integrais:

  Os superalimentos geralmente são alimentos integrais e não processados. Opte por versões não processadas e orgânicas sempre que possível. Por exemplo, escolha frutas frescas em vez de sucos de frutas comerciais ou pós de superalimentos processados.

- Equilibrar macronutrientes:

  Os superalimentos podem ser ricos em certos nutrientes, mas é importante combiná-los com uma fonte equilibrada de carboidratos, proteínas e gorduras saudáveis para uma dieta completa. Por exemplo, você pode combinar vegetais de folhas verdes com uma fonte de proteína magra, como frango ou tofu, e adicionar gorduras saudáveis, como abacate ou sementes de chia.

- Inclua-os em suas receitas favoritas:

Os superalimentos podem ser adicionados a muitas receitas para aumentar seu valor nutricional. Por exemplo, você pode adicionar sementes de linho ou chia aos seus smoothies, frutas vermelhas ao seu cereal ou iogurte ou folhas verdes às suas sopas e frituras.

- Planeje suas refeições:

Planeje suas refeições para incluir superalimentos para garantir que você os coma regularmente. Por exemplo, você pode planejar refeições com salmão selvagem rico em ômega-3, saladas coloridas com mistura de legumes e sementes ou tigelas de smoothie com frutas, verduras e superalimentos como maca em pó ou espirulina.

- Esteja ciente de suas necessidades individuais:

Cada pessoa tem necessidades nutricionais individuais, por isso é importante considerar sua própria saúde e preferências alimentares ao incorporar superalimentos. Por exemplo, se você é intolerante ao glúten, pode optar por superalimentos sem glúten, como quinoa ou trigo sarraceno.

- Consuma-os com moderação:

Embora os superalimentos sejam benéficos para a saúde, é importante consumi-los de forma equilibrada e moderada. Lembre-se de que o equilíbrio geral da dieta é essencial e os superalimentos não devem ser o único componente de sua dieta.

Incorporar superalimentos em uma dieta balanceada é uma maneira eficaz de melhorar sua saúde e bem-estar. Diversificando sua dieta, priorizando alimentos integrais, equilibrando os macronutrientes, incorporando-os em suas receitas favoritas, planejando suas refeições, levando em consideração suas necessidades individuais e consumindo-os com moderação, você pode maximizar os benefícios dos superalimentos, mantendo uma alimentação balanceada e integral. dieta alimentar. Portanto, certifique-se de adicionar esses superalimentos deliciosos e nutritivos à sua dieta diária para colher todos os benefícios que eles têm a oferecer.

Bolas de energia

Ingredientes:

- 1 xícara de aveia em flocos
- 1/2 xícara de manteiga de amendoim de sua preferência (amêndoa, amendoim, caju, etc.)
- 1/4 xícara de sementes de chia
- 1/4 xícara de mel ou xarope de bordo
- 1/4 xícara de sementes de linhaça moídas
- 1/4 xícara de nozes trituradas (amêndoas, nozes, castanha de caju, etc.)
- 1/4 xícara de superalimentos de sua escolha (goji berries, sementes de cânhamo, maca em pó, etc.)
- 1 colher de chá de extrato de baunilha ou amêndoa (opcional)
- Uma pitada de sal

Instruções:

1. Em uma tigela grande, misture todos os ingredientes até obter uma pasta pegajosa e homogênea.

2. Leve a mistura à geladeira por cerca de 30 minutos para firmar.

3. Depois que a massa esfriar, retire porções do tamanho de uma colher de sopa e enrole-as entre as palmas das mãos para formar bolas.

4. Repita a operação com o restante da massa até o esgotamento.

5. Coloque as bolas de energia em um prato forrado com papel manteiga e leve à geladeira por pelo menos uma hora para que endureçam.

6. Assim que as bolas de energia estiverem firmes, elas estão prontas para serem degustadas. Você pode armazená-los na geladeira em um recipiente hermético por cerca de uma semana.

Essas bolas de energia são um lanche nutritivo e conveniente para levar. Eles são embalados com superalimentos ricos em vitaminas, minerais, antioxidantes e ácidos graxos saudáveis. Aveia em flocos fornece fibras e carboidratos complexos para energia duradoura, manteiga de nozes fornece proteínas e gorduras saudáveis, sementes de chia e linhaça são ricas em ômega-3 e fibras, nozes adicionam crocância e uma dose extra de nutrientes e superalimentos oferecem uma série de benefícios à saúde. benefícios.

Essas bolas de energia são ideais para lanches pré-treino, pausas no escritório ou guloseimas saudáveis. Sinta-se à vontade para personalizar a receita adicionando seus superalimentos favoritos ou adaptando os ingredientes de acordo com suas necessidades e preferências. Aproveite essas pequenas mordidas nutritivas e energizantes!

Capítulo 19: Refeições Familiares Balanceadas

As crianças têm necessidades nutricionais específicas e, por vezes, a sua aceitação dos alimentos pode ser difícil. É por isso essencial oferecer-lhes refeições equilibradas e atrativas que satisfaçam as suas necessidades nutricionais e despertem o seu interesse por uma alimentação saudável. Aqui estão algumas dicas para criar receitas para crianças:

- Envolva as crianças:

  Envolver as crianças na preparação das refeições é uma ótima maneira de fazer com que se interessem pela comida. Deixe-os escolher os ingredientes, lavá-los, cortá-los (sob supervisão) e misturá-los. Isso pode estimular sua curiosidade e dar-lhes uma sensação de realização quando virem o resultado final.

- Opte por alimentos coloridos:

  As crianças são frequentemente atraídas por alimentos coloridos e visualmente atraentes. Use uma variedade de frutas e legumes coloridos em suas receitas para tornar os pratos mais atraentes. Por exemplo, prepare uma salada de frutas com bagas, fatias de kiwi e pedaços de melão colorido.

- Escolha texturas crocantes:

  As crianças geralmente gostam de alimentos crocantes e crocantes. Opte por vegetais crus ou levemente cozidos al dente para preservar sua textura crocante. Você também pode incorporar sementes ou nozes trituradas para adicionar textura extra.

- Simplifique as receitas:

As receitas para crianças devem ser simples e fáceis de preparar. Evite técnicas culinárias complicadas ou ingredientes difíceis de encontrar. Escolha receitas simples com etapas claras e ingredientes comuns.

- Nutrientes de Equilíbrio:

Certifique-se de que as receitas adequadas para crianças contenham um equilíbrio adequado de nutrientes essenciais. Inclua fontes de proteína magra como frango ou peixe, carboidratos complexos como grãos integrais e vegetais ricos em fibras. Não se esqueça das gorduras boas encontradas em abacates ou nozes.

- Reinventar pratos clássicos:

As crianças costumam ter seus pratos favoritos. Reinvente estes pratos clássicos com ingredientes mais saudáveis. Por exemplo, substitua o macarrão tradicional por macarrão integral ou vegetais em espiral por espaguete.

- Adicione variedade:

Ofereça uma variedade de receitas adequadas para crianças para evitar a monotonia alimentar. Incorpore receitas de smoothies, wraps coloridos, pizzas caseiras ou tacos cobertos com vegetais frescos. Isso introduzirá novos alimentos e estimulará seu interesse por uma alimentação saudável.

- Prepare lanches saudáveis:

Os lanches costumam ser apreciados pelas crianças. Faça lanches saudáveis e divertidos, como palitos de legumes com molho de iogurte, frutas cortadas em formas divertidas ou minissanduíches recheados com vegetais coloridos.

- Seja criativo com as sobremesas:

Sobremesas também podem ser saudáveis e deliciosas. Use alternativas naturais ao açúcar, como mel ou frutas, para adoçar as sobremesas. Faça smoothies de frutas congeladas, iogurte grego com frutas frescas ou biscoitos caseiros feitos com farinha integral e lascas de chocolate amargo.

As receitas para crianças são essenciais para apresentá-las a uma alimentação saudável e equilibrada. Seguindo essas dicas, você pode criar refeições atraentes, nutritivas e adequadas para crianças. Envolva as crianças, ofereça uma variedade de alimentos coloridos, equilibre os nutrientes e seja criativo no preparo das refeições. Isso ajudará a desenvolver o gosto por alimentos saudáveis e a estabelecer bons hábitos alimentares desde cedo.

Os vegetais são uma parte essencial de uma dieta equilibrada, mas pode ser difícil convencer as crianças a comê-los o suficiente. No entanto, existem truques simples e eficazes para tornar os legumes mais apelativos e incentivar as crianças a apreciá-los. Aqui estão algumas dicas para fazer com que as crianças adorem vegetais:

- Apresente-os de forma divertida:

As crianças são mais propensas a experimentar novos alimentos quando apresentados de forma lúdica. Use sua criatividade para transformar vegetais em formas divertidas. Por exemplo, você pode criar espetos de legumes coloridos, saladas usando cortadores de biscoito para cortar legumes em formas divertidas ou até mesmo criar rostos sorridentes com legumes em um prato.

- Envolva-os no processo de seleção:

Leve os seus filhos ao mercado ou ao supermercado e deixe-os escolher os seus legumes preferidos. Envolva-os também na preparação das refeições, incentivando-os a lavar, descascar ou cortar legumes com a sua supervisão. As crianças são mais propensas a experimentar alimentos que elas mesmas escolheram e prepararam.

- Apresente-os de diferentes formas:

As crianças podem ter preferências pela textura ou cozimento dos vegetais. Tente apresentar os legumes de diferentes formas para encontrar o que seu filho mais gosta. Por exemplo, algumas crianças podem preferir vegetais crus e crocantes, enquanto outras gostarão mais deles se forem cozidos no vapor ou assados.

- Adicione-os a pratos familiares:

Um truque eficaz para fazer as crianças amarem os vegetais é incorporá-los aos pratos que eles já adoram. Adicione legumes finamente picados ou ralados a molhos de massas, omeletes, hambúrgueres ou sopas. Os vegetais misturam-se aos pratos e as crianças podem comê-los sem necessariamente perceber.

- Faça smoothies de vegetais:

Smoothies são uma ótima maneira de fazer com que as crianças consumam vegetais sem que percebam. Misture vegetais como espinafre, pepino ou cenoura com frutas e iogurte para criar smoothies deliciosos e nutritivos. Você também pode adicionar superalimentos como cacau em pó ou sementes de chia para obter ainda mais nutrientes.

- Seja um exemplo:

As crianças tendem a imitar os comportamentos alimentares dos pais. Dê-lhes o exemplo comendo você mesmo uma variedade de vegetais e expressando o quanto gosta deles. Divirta-se compartilhando suas experiências positivas com vegetais.

- Envolva-os na jardinagem:

Se você tem um jardim, envolva seus filhos no cultivo de vegetais. Deixe-os semear, regar as plantas e colher os vegetais. As crianças ficarão orgulhosas de comer os vegetais que ajudaram a cultivar, o que pode torná-las mais abertas a saboreá-los.

- Experimente novas receitas:

Varie os preparos e receitas para introduzir novos vegetais na alimentação de seus filhos. Explore diferentes cozinhas e prepare pratos internacionais que usam vegetais de maneiras saborosas e interessantes. Por exemplo, rolinhos primavera, tacos vegetarianos ou caril de vegetais podem ser opções emocionantes e deliciosas.

- Seja paciente e persistente:

É normal que as crianças manifestem alguma resistência aos vegetais no início. Seja paciente e persistente, continue oferecendo-lhes uma variedade de vegetais preparados de maneiras diferentes. Pode levar várias tentativas até que uma criança concorde em provar e gostar de um determinado vegetal. Não desanime e continue incentivando uma alimentação saudável.

Fazer com que as crianças gostem de vegetais pode ser um desafio, mas com as dicas certas e uma abordagem positiva, é possível desenvolver o gosto por vegetais. Apresente-os de forma divertida, envolva-os na seleção e preparação, incorpore-os em pratos familiares e seja um modelo positivo.

Com o tempo, as crianças podem desenvolver uma apreciação por vegetais e aproveitar os muitos benefícios para a saúde que eles oferecem.

Estabelecer cardápios familiares saudáveis traz muitos benefícios, como garantir uma alimentação balanceada, reduzir o estresse do planejamento das refeições diárias e promover hábitos alimentares saudáveis nas crianças. Aqui estão algumas idéias de menu familiar saudável para inspirar você:

- Menu 1:

    Entrada: Salada de quinoa com legumes frescos (quinoa, pepino, tomate, pimentão, cebola roxa) com um leve vinagrete de limão e azeite.
    Prato principal: Filé de frango grelhado com molho de manga (purê de manga, suco de limão, coentro fresco) servido com brócolis cozido no vapor e arroz integral.
    Sobremesa: Iogurte grego simples com frutas frescas e uma pitada de granola caseira.

- Menu 2:

    Entrada: Sopa de legumes caseira (cenoura, aipo, alho francês, batata) servida com croutons de pão integral.
    Prato principal: Salmão assado no forno com crosta de nozes (mistura de nozes trituradas, mostarda Dijon) servido com feijão verde salteado com alho e quinoa com ervas.
    Sobremesa: Salada de frutas frescas (pedaços de melão, abacaxi, kiwi e morangos) com um pouco de suco de limão.

- Menu 3:

Entrada: Guacamole caseiro servido com palitos de legumes (cenoura, pepino, pimentão) e tortilhas de milho assadas.
Prato principal: Peitos de peru recheados com espinafres e queijo feta servidos com batata doce assada e salada verde estaladiça.
Sobremesa: Muffins de mirtilo e aveia, sem adição de açúcar.

* Menu 4:

Entrada: Watermelon Caprese (pedaços de melancia, bolinhas de mussarela, folhas de manjericão fresco) regado com um fiozinho de vinagre balsâmico.
Prato principal: Tacos vegetarianos com feijão preto e legumes (pimentão, cebola, milho) cobertos com salsa caseira e guacamole, servidos com arroz integral.
Sobremesa: Picolés caseiros feitos com suco de frutas 100% natural.

* Menu 5:

Entrada: Salada de quinoa com legumes assados (abobrinha, berinjela, pimentão) com vinagrete de iogurte grego e ervas frescas.
Prato principal: Peitos de frango marinados em leve molho teriyaki, grelhados e servidos com macarrão de abobrinha salteado com alho e gengibre.
Sobremesa: Salada de frutas de verão (pedaços de manga, pêssego, nectarina e uvas) com um toque de menta fresca.

Essas idéias de cardápio familiar saudável são projetadas para serem equilibradas e nutritivas, incluindo uma variedade de vegetais, proteínas magras, grãos integrais e frutas frescas. Você pode ajustar as porções com base nas necessidades de sua família e adicionar lanches saudáveis ao longo do dia, como palitos de legumes com molho de homus ou frutas frescas com iogurte.

Não se esqueça de envolver as crianças na preparação das refeições e de adaptar as receitas de acordo com as suas preferências. Isso os deixará mais entusiasmados com a alimentação saudável e os incentivará a desenvolver bons hábitos alimentares desde cedo.

Ao planear menus familiares saudáveis, cria uma base sólida para uma alimentação equilibrada e promove o bem-estar de toda a família. Aproveite estas ideias de menu para explorar novos sabores, partilhar refeições em família e cultivar hábitos alimentares saudáveis para todos.

Ensopado de Legumes e Feijão

Ingredientes:

* 2 colheres de sopa de azeite
* 1 cebola, picada
* 2 dentes de alho, picados
* 2 cenouras, cortadas em rodelas
* 2 talos de aipo, em cubos
* 1 pimentão vermelho, cortado em pedaços
* 400 g de feijão branco ou feijão roxo, escorrido e enxaguado
* 400 g de tomate pelado triturado
* 500ml de caldo de legumes
* 1 colher de chá de páprica
* 1 colher de chá de cominho moído
* Sal e pimenta a gosto
* Salsa fresca picada, para decorar (opcional)

Instruções:

1. Em uma panela grande ou panela, aqueça o azeite em fogo médio. Adicione a cebola, alho, cenoura, aipo e pimentão. Refogue por cerca de 5 minutos, até que os legumes comecem a amolecer.

2. Acrescente o feijão, o tomate triturado, o caldo de legumes, a páprica e o cominho. Tempere com sal e pimenta a gosto. Deixe ferver, reduza o fogo e cozinhe por cerca de 20 minutos, até que os legumes estejam macios.

3. Enquanto isso, prepare um acompanhamento de sua preferência, como arroz integral, quinoa ou batata cozida no vapor.

4. Sirva o ensopado de legumes e feijão quente, decorado com salsa fresca picada, se desejar. Acompanhe-o com a sua escolha de cereais ou vegetais cozidos no vapor.

Esta caldeirada de legumes e feijão é uma opção saudável, saborosa e vegana para uma refeição equilibrada em família. É rico em fibras, proteínas vegetais e vitaminas e minerais essenciais. Você também pode adicionar outros vegetais sazonais à receita para obter mais variedade e nutrientes.

Capítulo 20: Sobremesas saudáveis e gourmet

É importante reduzir a ingestão de açúcar adicionado para manter uma dieta equilibrada e promover uma boa saúde. As sobremesas sem açúcar refinado oferecem uma alternativa deliciosa e saudável às sobremesas tradicionais com alto teor de açúcar. Aqui vão algumas ideias para te inspirar:

- Compotas de frutas:

   As compotas de frutas são uma opção deliciosa e naturalmente doce. Você pode fazer compota de maçã, pêra, cereja ou frutas vermelhas usando apenas frutas frescas e especiarias para dar sabor. As compotas de frutas podem ser consumidas sozinhas ou usadas como guarnição de iogurte ou queijo cottage.

- Crumble de frutas:

   O crumble de frutas é uma alternativa saudável às tortas e bolos tradicionais. Você pode fazer o recheio com frutas frescas, como maçãs, pêssegos, damascos ou frutas vermelhas, e usar uma base de aveia em flocos, farinha de amêndoa ou nozes trituradas para a mistura crocante. Adicione especiarias como canela ou baunilha para um sabor extra.

- Pudim de Chia:

   O pudim de chia é uma ótima opção de sobremesa sem açúcar refinado. Basta misturar as sementes de chia com amêndoa, coco ou leite de soja e deixar descansar na geladeira por algumas horas para obter uma consistência cremosa. Você pode adicionar frutas frescas, nozes ou especiarias como canela para personalizar seu pudim de chia.

- Bolas de Energia:

Bolas de energia são pequenas mordidas doces e energéticas. Muitas vezes são preparados com tâmaras, nozes, sementes e frutas secas. Você pode personalizá-los adicionando ingredientes como cacau em pó, coco ralado ou especiarias como cardamomo ou noz-moscada. As Energy Balls são perfeitas para um lanche rápido ou uma sobremesa satisfatória.

- Sorvetes caseiros:

Os sorvetes caseiros são uma excelente alternativa aos gelados tradicionais. Você pode preparar um sorbet usando frutas congeladas, como morangos, mangas, framboesas ou abacaxis, e misturando-as com um pouco de suco de limão ou laranja. O resultado é uma textura refrescante e frutada sem adição de açúcar.

- Iogurtes congelados:

Iogurte congelado caseiro é outra opção deliciosa e saudável. Misture iogurte natural com frutas frescas ou congeladas e congele a mistura até ficar firme. Você também pode adicionar coberturas saudáveis, como nozes trituradas, sementes de chia ou raspas de chocolate amargo.

- Tortas de Frutas Sem Crosta:

As tortas de frutas sem casca são uma alternativa leve e saborosa às tortas tradicionais. Você pode simplesmente colocar fatias de frutas frescas, como morangos, kiwis, pêssegos ou laranjas, em uma forma de torta e cobri-las com uma mistura de iogurte natural misturado com um pouco de mel ou xarope de limão para dar um toque extra de doçura.

Essas opções de sobremesa sem açúcar refinado permitem que você satisfaça seu desejo por doces, evitando os efeitos nocivos do açúcar adicionado. São deliciosas, fáceis de preparar e uma alternativa saudável para toda a família. Sinta-se à vontade para experimentar diferentes frutas, temperos e ingredientes para criar sobremesas de acordo com seus gostos e preferências.

As sobremesas à base de frutas oferecem uma alternativa deliciosa e nutritiva às sobremesas tradicionais com alto teor de açúcar e gordura. Aqui estão alguns dos benefícios das sobremesas à base de frutas:

- Nutrientes essenciais:

As frutas são naturalmente ricas em vitaminas, minerais e antioxidantes. Eles fornecem uma ampla variedade de nutrientes essenciais, como vitamina C, vitamina A, potássio e fibras alimentares. As sobremesas à base de frutas permitem que você aproveite esses nutrientes enquanto satisfaz seu desejo por doçura.

- Fibra dietética:

  A fruta é uma excelente fonte de fibra dietética, que desempenha um papel importante na saúde digestiva. Sobremesas à base de frutas geralmente retêm muito de seu conteúdo de fibras, já que as frutas costumam ser consumidas inteiras ou levemente processadas. A fibra dietética promove uma digestão saudável, regula o açúcar no sangue e ajuda a manter um peso saudável.

- Baixa caloria:

Em comparação com as sobremesas tradicionais, as sobremesas à base de frutas tendem a ser mais baixas em calorias. A fruta é naturalmente doce, o que ajuda a satisfazer seus desejos de açúcar sem trazer tantas calorias vazias. Isso o torna uma opção ideal para qualquer pessoa preocupada com seu peso ou procurando manter uma dieta equilibrada.

- Redução do consumo de açúcar refinado:

Sobremesas à base de frutas evitam o uso de açúcar refinado. Em vez disso, eles obtêm sua doçura dos açúcares encontrados naturalmente nas frutas. Isso reduz a ingestão de açúcar adicionado, que geralmente está associado a vários problemas de saúde, como obesidade, diabetes tipo 2 e doenças cardiovasculares.

- Variedade de sabores e texturas:

Sobremesas à base de frutas oferecem uma grande variedade de sabores e texturas. Você pode combinar diferentes frutas para criar misturas únicas e deliciosas. De saladas de frutas frescas e crocantes a compotas quentes e reconfortantes, há algo para todos os gostos e ocasiões. Além disso, você pode experimentar temperos, ervas e outros ingredientes para adicionar ainda mais sabor às suas sobremesas.

- Adaptabilidade a restrições alimentares:

Sobremesas à base de frutas são frequentemente adequadas para pessoas com restrições alimentares, como veganas, sem glúten ou sem lactose. As frutas oferecem uma alternativa natural e saborosa para atender a essas necessidades dietéticas específicas.

- Saciedade e controle do apetite:

Sobremesas à base de frutas podem ajudar a saciar a fome e controlar o apetite. A fibra dietética e a água nas frutas contribuem para uma sensação de saciedade mais duradoura, o que pode ajudar a evitar os desejos de comida e comer demais.

Sobremesas à base de frutas têm muitos benefícios para a saúde. Eles fornecem nutrientes essenciais, fibras dietéticas, reduzindo a ingestão de açúcar refinado e calorias vazias. Sua variedade de sabores e adaptabilidade os tornam opções atraentes para todos. Portanto, fique à vontade para explorar receitas de sobremesas à base de frutas e saborear essas delícias doces e saudáveis.

Os Doces Balanceados oferecem uma alternativa saudável aos doces tradicionais ricos em açúcar e gordura. Aqui estão alguns dos benefícios dos doces balanceados:

- Satisfação do paladar:

  Os doces equilibrados são especialmente concebidos para satisfazer a sua vontade de comer doces, ao mesmo tempo que são mais benéficos para o seu corpo. São preparados com ingredientes naturais e nutritivos que agregam sabor e doçura sem comprometer a saúde. Você pode desfrutar de uma deliciosa sobremesa enquanto atinge seus objetivos de bem-estar.

- Redução do consumo de açúcar refinado:

  Doces balanceados usam alternativas naturais ao açúcar refinado, como mel, xarope de bordo, frutas secas ou adoçantes naturais, como estévia. Isso ajuda a reduzir a ingestão de açúcar adicionado, que está ligado a muitos problemas de saúde, como obesidade, diabetes e doenças cardíacas. Assim, você pode satisfazer seu desejo por doces sem os efeitos nocivos do açúcar refinado.

- Uso de Ingredientes Nutritivos:

As guloseimas balanceadas geralmente são feitas com ingredientes ricos em nutrientes. Por exemplo, as sobremesas podem incluir frutas frescas ou purês de frutas, que fornecem vitaminas, minerais e antioxidantes essenciais. Nozes, sementes e farinhas integrais também podem ser usadas para adicionar fibras, proteínas e ácidos graxos saudáveis. Assim, você pode se tratar enquanto fornece nutrientes benéficos ao seu corpo.

- O controle da parcela:

Doces balanceados incentivam o controle das porções. Eles geralmente são projetados para ter menos calorias por porção, permitindo que você se delicie sem exagerar. Ao ter um melhor controle das quantidades consumidas, você pode manter um equilíbrio em sua dieta geral e evitar o excesso de calorias.

- Variedade de sabores e texturas:

Doces balanceados oferecem uma grande variedade de sabores e texturas. Você pode encontrar receitas de biscoitos com gotas de chocolate, muffins de frutas, migalhas de nozes, smoothies cremosos e muito mais. Essas diversas opções permitem que você satisfaça suas papilas gustativas enquanto atinge seus objetivos de saúde. Você nunca ficará entediado com essas delícias.

- Adaptabilidade a restrições alimentares:

As guloseimas balanceadas geralmente são adequadas para pessoas com restrições alimentares específicas. Se você é intolerante ao glúten, intolerante à lactose, vegano ou tem outras preferências dietéticas especiais, você pode encontrar receitas para atender às suas necessidades. Isso permite que todos desfrutem de sobremesas deliciosas e saudáveis, independentemente de suas restrições alimentares.

- Prazer duradouro:

Doces balanceados são projetados para lhe proporcionar um prazer duradouro. Ao usar ingredientes nutritivos e evitar picos de açúcar, essas sobremesas ajudam a evitar os desejos e manter um nível de energia constante ao longo do dia. Assim você pode se tratar sem se sentir culpado e sem sofrer as consequências do consumo excessivo de açúcar.

Doces balanceados são uma opção ideal para satisfazer sua vontade de doces enquanto cuida da sua saúde. Eles reduzem o consumo de açúcar refinado, usam ingredientes nutritivos e oferecem uma variedade de sabores deliciosos. Por isso, não hesite em experimentar as receitas doces equilibradas e delicie-se de forma saudável e equilibrada. Você pode desfrutar de saborosas sobremesas enquanto cuida do seu bem-estar geral.

Brownies de feijão preto

Ingredientes:

- 400 g de feijão preto enlatado, lavado e escorrido
- 3 colheres de sopa de cacau em pó sem açúcar
- ½ xícara de farinha de amêndoa
- ½ xícara de maple syrup ou outro adoçante natural
- ¼ xícara de purê de maçã sem açúcar
- 2 colheres de sopa de óleo de coco derretido
- 1 colher de chá de extrato de baunilha
- ½ colher de chá de fermento em pó
- Uma pitada de sal
- ½ xícara de gotas de chocolate amargo (opcional)

Instruções:

1. Pré-aqueça o forno a 180°C (350°F) e unte uma forma quadrada média.

2. Em um liquidificador ou processador de alimentos, adicione o feijão preto, cacau em pó, farinha de amêndoa, xarope de bordo, purê de maçã, óleo de coco, extrato de baunilha, fermento em pó e sal. Misture até obter uma pasta lisa e homogênea.

3. Se desejar, adicione as gotas de chocolate amargo à massa e misture delicadamente com uma espátula.

4. Despeje a massa na forma preparada e espalhe uniformemente.

5. Asse por cerca de 25 a 30 minutos ou até que um palito inserido no centro saia limpo.

6. Deixe os brownies esfriarem completamente antes de cortá-los em quadrados.

Esses brownies de feijão preto são ricos em fibras, proteínas vegetais e nutrientes essenciais. Eles também são livres de glúten e laticínios, tornando-os uma opção saudável para satisfazer seus desejos de sobremesa. Sirva-os com uma bola de sorvete de baunilha sem açúcar ou saboreie-os como estão para um deleite saudável e indulgente.